· 福建省社科项目“近代福建与东南亚中医药跨域流动研究”（编号FJ2019B040）阶段性成果

· 教育部人文社科项目“馆藏民国时期中医稿抄本目录编制与研究”（编号20YJA870002）阶段性成果

·闽台中医药文化丛书

吴瑞甫全集

蔡鸿新　王尊旺　张孙彪　主编

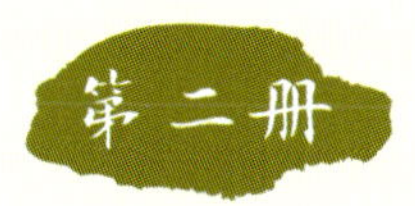

王尊旺　主编

厦门大学出版社
XIAMEN UNIVERSITY PRESS
国家一级出版社
全国百佳图书出版单位

目　录

中西温热串解

中西温热串解序 …… 4
中西温热串解绪言 …… 6
中西温热串解凡例 …… 10

中西温热串解卷一 …… 12
考证温热名义 …… 12
热度表检温热法 …… 13
检温热为辨症之助 …… 13
温热提要 …… 14
温热病候 …… 16
论病所以发生温热及恶寒之原理 …… 17
论热病轻重进退之状况 …… 18
论虚热实热之原因 …… 19
论神昏谵语 …… 19
论温热、瘟疫、温毒即西医之重轻热症 …… 20
辨寒热 …… 24
温病养津须防窒腻 …… 25
温热、瘟疫脉迟脉虚勿认作阴寒 …… 25
身热不退治法 …… 26

中西温热串解卷二 …… 27
时感风寒辨 …… 27
温病尢汁宜透汗，有汗宜养津，误下宜生津解热 …… 28
温热瘟疫多伏气，温补燥散俱不相宜 …… 29

温热须汗至脚 …… 30
论　汗 …… 30
战　汗 …… 31
续雷少逸 …… 31
论戴麟郊五兼十夹 …… 32
温热死候 …… 39

中西温热串解卷三 …… 43
脉　辨 …… 43
诊舌法 …… 44
看舌十法 …… 48
辨苔十法 …… 50
察色八法 …… 52
察平人舌苔法 …… 60
验舌诀死症法 …… 60
察目法 …… 61
诊腹法本于《内经》《难经》 …… 63
诊腹下手法及验轻重热症决死生法 …… 63

中西温热串解卷四 …… 67
叶香岩《温热论》注解 …… 67

中西温热串解卷五 …… 87
叶香岩《幼科三时伏气外感篇》注解 …… 87
受热厥逆 …… 90
附:惊风新论 …… 91
热　痞 …… 92
口　痞 …… 92
胀 …… 92
吐　泻 …… 94
疟 …… 95
痢 …… 97
秋　燥 …… 98

中西温热串解卷六 …… 99
治温热方法上焦篇 …… 99
风温治法 …… 99
春温治法 …… 100
温热治法 …… 100
瘟疫治法 …… 101
温毒治法 …… 102
喉痰治法 …… 103
暑温治法 …… 104
湿温治法 …… 105
温疟治法 …… 107
治温热方法中焦篇 …… 109
温病传入中焦治法 …… 109
治温热方法下焦篇 …… 114
温热传入下焦治法 …… 114

中西温热串解卷七 …… 118
陈平伯《外感温热篇》评注 …… 118
薛生白《湿热病篇》评注 …… 126

中西温热串解卷八 …… 155
余师愚《疫病篇》评注 …… 155
论疫与伤寒似同而异 …… 155
论斑疹 …… 155
论治疫 …… 156
论治疹 …… 156
论疫疹之脉不能表下 …… 157
论疹形治法 …… 158
论疹色治法 …… 158
论发疮 …… 158
论妊娠病疫 …… 159
论闷症 …… 159

疫疹治验 …… 160
疫症条辨 …… 160

中西温热串解卷八附录 …… 172
西法解热药新处方 …… 172

中西温热串解书后 …… 175

中西温热串解

吴锡璜　撰述

陈盛桦　校注

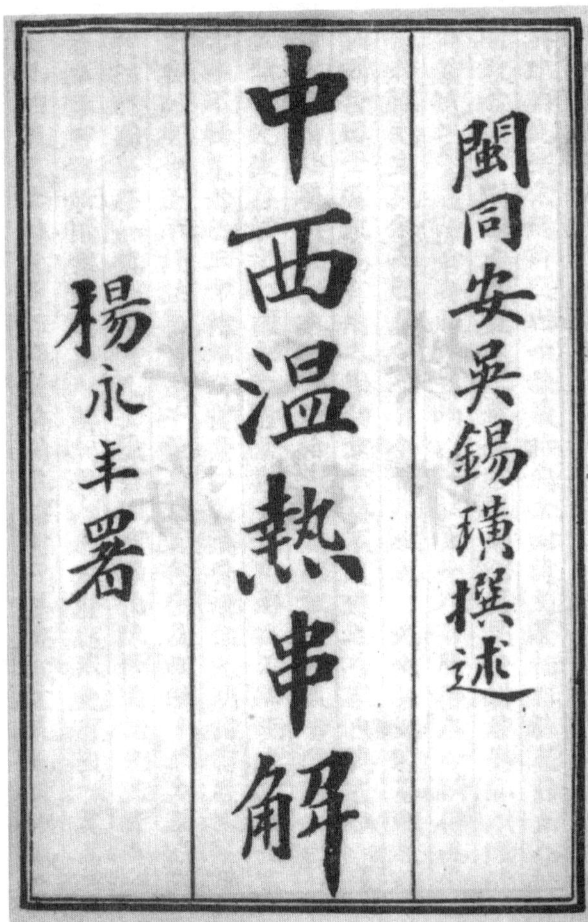

閩同安吳錫璜撰述

中西温熱串解

楊永丰署

内容提要

《中西温热串解》八卷，卷一分析温热为病之因症脉治，卷二分析时感风寒、温病无汗及汗之病理、温热死论，卷三分析脉象、舌苔、察目和诊腹等，卷四至八注解叶天士、吴鞠通、陈平伯、薛生白、余师愚等温热论著，附录并列西法解热药处方。是书论说，有吴氏临床经验而得者，有编纂各温热善本概从旧者，于各条下用西说互为解释。凡中、西说果可互通，必重加评注，务达其所以然之妙，体现了吴瑞甫一贯的中西医汇通思想。

中西温热串解序

吴瑞甫先生，余总角交[①]也。十余岁时，与余论诗文甚相得，社友计五人，时常聚首，朝夕观摩，文思益进。不幸叶君耀南以疾早世，胡君墨仙以经营商业远出，独余与陈君舟及先生，均以县试第一人，有声黉序。今所得而叙旧者，惟先生及余而已，真令人有今昔之感也。

先生弱冠时，奉鲤庭明训，谓余曰：士当求为有用之学，词章末艺，不足道也。吾家自扐吉祖以来，世代皆精于医，所藏秘本验方，计十余卷，俟确试有效后，当陆续刊出，以公诸世。先生存心之仁，固如此者。余与先生交游日久，知先生读岐黄家言，手不释卷者，已三十余年。自《灵》、《素》以迄汉、晋、唐、宋、元、明诸书，靡不穷原竟委，别有会通，所评注医书达千余卷。登贤书后，益收敛才华，力求精粹，尝谓我国医学如魏念庭、叶天士、徐灵胎、柯韵伯、陈修园诸先生，皆有神悟，卓卓可传。所惜当时无西人解剖学以为考证，遂不免有出入处耳。治温热，独取王士雄先生五种，最为精本，谓前代医学家不及也。近以西人医术日新月异，从师访道，弥益勤劬[②]。凡有译本，不惜善价购求，朝夕考镜，如是者十余年。呜呼！以先生之才之悟，又济以先生之学之勤，在我国固可阐轩岐之奥，在近世发明诸新学说，更不难登其堂而哜其胾[③]。改良我国医学，非先生任，又将谁任也？

余尝论医学家精中法者，每不欲讲求西法，而习西法者，又不免轻视中法，二者皆先入为主之见误之也。不思学无论中西，惟求其实效而已。中西医治病，均有试验特效各方法。西药固速效，而失之剧烈，用偶不当，害亦随之。中药固失之和缓，而加减配合，果有法度，亦能起危病于顷刻。固不必有分门别户之见，亦不必有尊中抑西之心。德无常师，取善为师，古圣人之明训也。先生治病，宜于中则中，宜于西则西，如鉴照物，随物以应，真所谓

---

① 总角交：幼年之交。总角，旧时未成年男女，编扎头发，形如两角，称为总角。故用以指未成年的男女。

② 勤劬：辛勤。

③ 哜其胾：《说文》中“哜”，尝也；“胾”，大脔也。意为大块吃肉。文中形容先生对医学有精深的研究。

变通先辈、自为面目者。

近以《中西温热串解》一书示余，余谓我国三十年来病证，温热为多，是书统汇中西学说，确切不磨。宜急付石印，以饷于各医界，于医学家裨益，尤为不少。先生谓余言：所评《三因方》已印刷行世，尚有《脑髓病论》两卷、《中西脉学》一卷、《中西内科学》十卷，将依次刊出。余与先生最知交，知先生才学湛深，以之融会中西医说，实胜任愉快也。爰特弁数语于简端。

民国九年三月，社愚弟苏万灵拜序

中西温热串解绪言

余少习举子业，奉先大父[①]筠谷公之命曰：词章之学，无补于世。吾家世代均以医名于时，其继承先业，毋或怠。璜受而谨识之，不敢忘。因当时为科举时代，思欲博科名为父母欢，旋习旋辍，徒劳罔功。乙未八月，先大父病温热，遍延名医，无一识者。寻以误药变症弃世，至今有余痛焉。

先父殁后，璜尽弃科举学，朝夕研岐黄家言，无间寒暑，如是者十余年。盖欲遵父命以赎前愆[②]也。习之既久，每慨我国医学，精粹者虽多，而纰缪者益复不少。用是加以评注，摘其瑕而录其瑜，不下千余卷，如是者又有年。继又思我国医籍，如柯韵伯、徐灵胎，魏荔彤、陈修园辈，皆明于理法，卓卓可传。顾脏腑未经剖验，血液未经细核，于疾病原因未由推勘入微、确有印证，虽悟性过人，仍不无惝恍难凭之处。则其书虽存，谓之心思灵敏，所试辄效则可，谓之确知病原之所在，则断乎未可也。锡璜不敏，才短愿长，思欲融贯中西学说，为改良医学计，遍购中西著名医册而讲肄之。又十余年，乃知中西医学有宗旨悬歧者，有名词不同而理法并无差别者，而《温热》一书，尤易参互考证，以会其通。特就中、东、西治热各书，繁征博引，互为推勘，说取其长，理取其足，方取其效。虽未敢谓治温热之法精到无遗[③]，然较之旧刊温热各书，确凿有据，则断乎可以自信也。书成，名之《中西温热串解》，愿以质世之精于中西医学者而就正焉。

学西医者，每谓中国医学但凭理想，比之陈羹土饭[④]者有之，比之元酒太羹、吉光片羽[⑤]者又有之。且谓及今不急改良，则所有旧方籍，不过仅为他日图书馆之陈列品，揆诸优胜绌败之公例，将无以自存。是说也，余向者亦甚惑之，及证以生平之阅历，乃知其大谬不然。夫中医言其理也，西医言其原

① 大父：祖父。

② 愆：延误。

③ 精到无遗：精细周到，无所遗漏。

④ 陈羹土饭：泛指陈腐之物。

⑤ 吉光片羽：比喻残余仅见的文章或书画等艺术珍品。

因也。考天时之变，察脏腑之偏，此中医所长也。而西医啧啧[1]议之，一若中法之诊脉、辨症、处方，均无一有合。不思我国开化最早，经验亦最宏富，凡今人所患之病，经古人辨别施治而确有实效者，殆十之六七。其所云不治者，虽以今日科学发明之新理新药，亦无可如何。盖世界之病，实有非药所能治者，如谓病皆可以药治，则古之神医若神农、岐伯、仓公、扁鹊、华元化、张仲景之阐天人之秘，今之西医如发明电学治病之约翰氏、发明化学治病之毕始利氏，发明血液循环、脑筋功用之哈斐氏，与夫古井氏之创设细菌学、巴斯德氏之实验病理学，均极精研，即均可以长生不死。有是理耶？有是事耶？

今则以温热证论之。是证也，西人谓轻重热症及流行性感冒。其认病也，试察体温、检查霉菌、打诊听诊、试尿试粪，用几种解热剂、轻泻剂，以减其热。其起卧不安、神思昏愦者，用安脑提神诸品。有病原菌者，用杀菌各方法，如是焉已。而以我国治法，必须察其在气在血，审其何脏何腑，见何表症里症？有无夹痰夹食，病状如何，体气如何，应否寒下，应否清解，应否温运，应否滑降，应否大生津液，应否通津以为透汗之原，应否育阴以为养正解热之助？自叶天士治温热，别出手眼。王士雄又以天资学力，断症明确，议药精当，纂成《经纬》一书。灵心慧舌，博大昌明，与西人考察病原，多有互相契合之处。乃知古人才识心思，良为精到，不事剖割，而洞见五脏症结，益叹古人之学识经验为不可及也。

我国医者不细心考究则已，一细心考究，未有不名著一时者。若吴坤安、吴鞠通、章虚谷、沈步青、雷少逸，谁非讲叶氏之法者，而其明效大验卓著若此。治温热者，本数书而习之，均足起我国人之信用。然则我国医学，岂皆模糊影响者乎？岂宜受天演淘汰之例者乎？丁巳之秋，鼓浪屿某氏妇病营热，延某国西医能操中国音者诊视，病已十余天矣。某国西医用铁酒、鸡那霜、牛肉汁等，谓须补身至四礼拜，方可望愈。余至，曰："此用我国医法，可以数日而愈者。"投以减味复脉汤加知母，三日痊愈。己未，余在申，有一马姓患痰热，西医所谓流行性肺炎也。延某国著名医生视之，谓疗四五礼拜，庶得渐愈。余用清燥救肺汤加减，日服两剂，五剂而瘳。治温热症，以中西医比较，孰短孰长，孰缓效、孰速愈，孰以轻清药愈重病、孰以剧烈药致病变（如服安知拜林解热致汗多、心停之类），今之人自有能辨之，无待余之再赘也。

---

① 啧啧：争相言语。

西医之较精于中国者，曰手术，曰切开术，曰卫生，曰消毒法，曰检查霉菌，曰注射，此皆我国医者所宜注意学习之一事也。然日人治盲肠炎，竟用仲景方施治痊愈而不必开刀者，则剖割之法不全可恃也。硬脾，西人有施摘发手术者，有抽泄其血使病轻减者，有用铁剂、信石、鸡那霜，服之日久，毫无效验，而我国人以草头方愈之者，则杀菌改血之未尽可恃也。我国无检查毒菌之法。而医学家辨症用方，动多奇中，则历代名贤经验之大经大法，有以作后学之矩矱[①]也。所惜我国聪明才俊之士，习医者殊少，而市井无学之辈为糊口计，稍识几味药物，略读几方歌诀，便公然出为诊证。问以是何病名则不知，问以如何为病之出路又不知。六经之传变何因，方法之配合何义，茫茫然如游烟雾中，莫知蹊径，徒以搔不着痒之药、毫无治病能力者，模糊塞责。呜呼！医风之陋，乃至此耶！璜以为此则政府之过也。地方社会不知慎重人民，创设医校，以为考究，坐令碔砆乱玉[②]，死者接踵，夫复何言！

近则五洲通市，东西洋各医者力争上游，而我国犹疲玩如故，拘泥故常如故，无怪为西医所轻视也。人之言曰：西医精于外治，不精于内治。考之实用，虽未尽然，而西药剧烈，服之过量，便能杀人，余生平最慎用之。温热诸症，用西药尤多窒碍。盖西医治热症，每喜用退热药，其总纲亦不外汗、吐、下三法。热稍重者，便用冰于头，以止头痛而保护其脑。不知我国治热症，固有忌汗、忌吐、忌下者，重热症尤忌寒凉冰闭以遏其毒，致热入内，故而死。近世治温热书，法多精纯，方多超妙，非见病治病者所可同日语也。

锡璜不揣固陋，爰将中、东、西治温热各学说，斟酌以会其宜，比类以提其要。固不愿徒学西法者，有鄙夷中法之思，尤不愿专习中医者，有尊中抑西之见，总期取彼之长，以补我之短。其有发明新法及治病有特效者，采而辑之，间亦窃附己意，融会而贯通之，务使理解明晰。确有实验，不敢沿讹袭谬，以误后学。亦不敢拘泥形迹，使中华最精最切之国粹学，因喜新厌故，起后人是丹非赤之心。则以中国心思之颖悟，学问之淹通，药物出品之多，为五洲冠。倘能兼通西法，一一改良，以求完备，匪徒可弭利源之外溢，且可使我国新药出产日多，不必过用剧烈之品，而可确收治病之效，是则锡璜所馨香祷祀以求之者也。

考古医师取毒药以供医事，载在《周礼》，以毒药去病，功力较厚也。西洋药物学近之。然我国治病有轻可去实之法，西人治毒热，亦有用鸡汤、牛

---

① 矩矱：规矩。

② 碔砆乱玉：比喻以假乱真。

羊肉汁诸补身之品。滋养脏真，静候解热，与我国养正托邪用法大旨相同，又非专恃毒药治病也。况脏腑有偏胜者，以药物调之使平。细菌之为害于身体者，能杀其菌，诸病自退，是在医者讲求去病之方法。学无论中西，惟能收伟效，便是良法良药。倘必以毒药治病，虽病除而气血之损伤已属不少，况喜用毒药，万一不效，或与体质不合，且将束手无策。我国药物学，虽不若西人之雄厚，而活法通变，妙用无穷，此本书所以多用中药之意也。愿以质世之操活人之柄者。

中华民国九年三月

闽同安吴锡璜瑞甫氏识于厦门回春庐医院

中西温热串解凡例

一、温热诸书，乾嘉以前，立论虽精，而用法未当。明如戴麟郊尚不免是，何论其他？是编悉从《感症宝筏》《四时病机》《寒温条辨》《温病条辨》《时病论》《温热经纬》采入，皆历试有验之法。其病原未切、用药未精者，特于各条之下逐层揭出，不敢因仍旧说，致蹈以讹传讹之谬。

二、仲景全书，医学家必须熟读。是书引用殊少，盖欲学者于全书求之。璜不欲割裂圣医原文，以致因陋就简，阅者谅之。

三、西医治病，或验血液，或施手术，或用剖割，所以脏腑诸病一一察出。是篇于西人论症与温热诸书互相异同之处，皆逐条揭出，俾学者于病原之新理解，确有实据，绝不涉于笼统含混，务使气化、形质不倚一偏，庶学者临症，均有把握。

四、西医验血、验痰、试尿、试粪、检察脑脊髓菌，均需用显微镜。我国医学正在改良初期，本书暂不采用。

五、是书于论说总纲，多参拙见，皆三十年来临证有得之言。愿阅者无滑口读过。

六、是书辨证用药，每参西说，药品虽以中土为多，功用、性味有从西书检出者，因其效力确切，故舍此取彼也。

七、是书多取用中药，西药非伟效者不录。盖因中国人用中国方，果有实效，自不必借材于异国。无他，一以从习惯，一以杜漏卮也。

八、《温病条辨》摘要诸方，多系撮其大纲，于治温各法大端略具。其间有宜于西法者，概于方下补入。

九、风温、湿温条例所列各方药、方论，本书概从《温热经纬》原本。因集隘不能备载，学者可于《温热经纬》书中检用。

十、西医学说，本书引用无定本，概不详其姓氏，非敢掠美，阅者谅之。

十一、璜于西医不过略识皮毛，未探奥妙。因其拘于形质之学，与我国学说宗旨类多分歧。是书乃就所知者阐发，为引人入胜之助，未免略而不详。倘有未臻纯粹之处，尚望精于中西医者有以匡我不逮，是又锡璜之所欣幸也。

十二、是书论说，有璜经验而得者，有编纂各温热善本概从其旧者，仍于各条下用西说互为解释。盖欲使读者知我国所言之此症，即西国所言之彼症也。中西说果可互通，必重加评注，务达其所以然之妙。有未细密处，尚期诸有道校正之。

中西温热串解卷一

闽同安吴锡璜撰述
弟锡琮　珣甫参订
男道卿树仁　植卿树萱同校字

考证温热名义

《经》云：冬伤于寒，春必病温。又曰：冬不藏精，春必病温。同一病温耳，而必别之曰是为伤于寒，是为不藏精，其义何居？曰：此皆伏气之为病也。伤寒甚者，冬时即病。微者不即病，其气伏匿于肌腠及少阴，至春阳气开泄，触动伏气而为病，此一例也。西洋医谓潜伏期不过十四日，无冬伤寒至春乃病之理。不思痘疹、麻疹为先天之毒，有潜伏至十余年、二三十年者。由冬及春，一刹那间耳，能决其必无是病乎？不藏精之说，注家谓不专主阴精而言，如冬应寒不寒、桃李反花之类。夫气候不寒，阳邪早发，消铄阴液，肾精内亏，至春阳气舒张，或新邪引触伏邪为病。人与天地同一气耳，气候不和，感触蕴藏，日积月累，而病以生，此又一例也。《经》又曰：先夏至日为病温，后夏至日为病暑。暑即热也，夏至以前，气候和煦，故感之者随时令而病温。夏至以后，气候酷热，故感之者随时令而病暑。温者较热为微，热者较温为重，此又一例也。

温热虽随时令而变迁，究之，病重于温则为热，又不可谓夏至以前必无热病也。东洋医学谓人为温血动物，以热度表测算，通常在摄氏寒温计三十六点五度与三十七点五度之间。温特尔里希氏以三十七度五分乃至三十八度，名为次热；三十八度乃至三十八度五份，名为轻热；三十八度五分乃至三十九度五分，名为中热；三十九度五分乃至四十度五分，名为高热；四十度五分以上，名为剧热。但至四十度以上，患者必无生望。其以热度表九十八度起算者，规例亦同。夫次热、轻热，即温病之类也；高热、剧热，即热病之类也。观此，而温与热之名义，涣然冰释矣。

热度表检温热法

我国医学，仅以望闻问切为诊病之准绳，而于温热之度数未能周悉。此缺点也，则检温之法尚[①]焉。检温部位以腋窝为便，检时先视腋窝干湿，倘有汗，则蒸散时皮肤温度下降，不可不知。检温器之水银部，须留神高插于腋窝之内，使病人固定上膊于胸侧。其上膊向前上方屈曲，经十分至十五分取出，视其度数。留点[②]检温器之种类，近益增多，以节省时间之故，有二三分钟即可表示体温者，所谓分时检温器是也。

在腋窝中，故意摩擦水银部或强力压迫时，则温度上升，诊病时务须注意。病人衰弱过甚，而精神模糊，或幼儿检温时，其上肢不能保正当之位置者，可于肛门或阴户内检之。身体表部血分减少时，如热病恶寒期、虚脱霍乱等，亦有在此处检温者。行时，须以脂肪或油涂检温器，送入大肠肛门，温度较腋窝常高 0.2 至 0.5 度。水银柱上升亦较早，寻常须十分者，此则五分已足用。分时检温器，则仅一二分钟即可知矣。

直肠或阴户有分泌物者，用过之检温器，可用石灰酸或升汞水消毒。近多用轻便小检温器，宜于舌下检温，使病人闭口，以鼻呼吸。检温器必使常在舌下。其检定温数，殆与腋窝无异。

检温次数若仅一次，则不过辨有热无热而止，非反覆行之，于诊断预后及治疗上无应用之价值。检查次数，视热之高低、病之轻重而异。虽在轻症，至少一日二次，即午前七时至九时、午后四时至六时各一次。重病则每二三小时检一次，是为通例。体温升降情形，欲使一目了然，每次检温必将度数记于热度表，因此可知所谓热曲线。而脉搏、呼吸之数，寻常亦同记于表中。

检温器至热症将愈期尤不可离，盖虑其复发故也。

检温器一则查其身热度数，一则查水银上时之迟速，以知身热之盛衰。

检温热为辨症之助

检温不徒可以分热之度数也，尤可为辨症之助。例如平人先一日毫无

① 尚：理应重视。

② 留点：留意。

别恙，忽然身热至寒暑针高四十零度或一百零度，于次日尤减低者，此必感受霉毒若时疟之类，故变迁如此之速。寻常热症，如感冒、伤风、发热，自始至终，皆有一定，即朝夕加减度数，亦无大差，从无忽然变迁、骤加骤减者。热度表以行度高低及有定无定，足以别其症之彼此不同，医者于此可免错误。即大热症于病盛时，或将愈时，忽起发炎，或复发等事者，必其身热有所变迁，用检温器均可先见。故医者不可一日而不用热度表也。

热度高则症必重，亦必有发炎及毒入血内等事，医者于此均不可轻言易治。倘已查其身热甚高，所加度数又速而不绝，则症必重。若大小便闭而其身又无汗，则危险更不可言。

热度表查其身热忽有变迁，或加过高，或减太低者，必兆其症有变重之危。虽不即变，后数日亦必变之，如小肠坏大热症，而身热忽然减低过常人之度，则必有大小肠流血之征。

身热数日，而热度不见加高，或自朝至晚略减低者，则其症必易治。设或本晚热既减低，而次早复高者，则症又略重焉。

热极应退之时，不拘轻重，能按次第渐减而不复加，则必渐愈。若应退之期，热仍不减，或一时减而又加者，则必危矣。

热病虽退之甚速，但脉与呼吸并不见静而反躁急，其各处病状不见减而反增多，则症必危殆。故身热必按次第渐退，各病状与脉呼吸亦皆减轻，乃为见效。若仅退热，非愈兆也。

饮食劳动时，及忧思愤怒，热度表亦必加高。非徒病者然，即无病亦然也。身热有因大小便闭，小而加高者，下利后试之，则减低矣。若热病初痊，其热度往往比常人尤低，数日方复原者，此又不独大热症为然，即各等疟症与应时轻重热症皆然也。

温热提要

俞东扶曰：今之所谓伤寒者，大概皆温热病耳。仲景云：太阳病，发热而渴，不恶寒者为温病。在太阳已现热象，则麻、桂二汤必不可用，与伤寒迥别。《内经》云：热病者，皆伤寒之类也。是指诸凡骤热之病，皆当从伤寒例观。二说似乎不同，因审其义，盖不同者在太阳，其余则无不同也。温热病只究三焦，不讲六经，此是妄言。仲景之六经，百病不出其范围，岂以伤寒之类，反与伤寒截然两途乎？《叶案》[1]云：温邪吸自口鼻，此亦未确。仲景明云伏气之发，李明之、王安道俱言冬伤于寒，伏邪自内而发。奈何以吴又可《温疫论》牵混[2]邪？惟伤寒则足经为主，温热则手经病多。如风温之咳嗽鼻鼾，热病之神昏谵语或溏泻粘垢，皆手太阴脉、手厥阴心包络、手阳明大肠现症，甚至喉肿肢掣、昏蒙如醉、躁扰不宁、齿焦舌燥、发瘫发颐等症。其邪分布充斥，无复六经可考，故不以六经法治耳。

就余生平所验，初时兼挟表邪者多，仍宜发散，如防、葛、豉、薄、牛蒡、杏仁、滑石、连翘等，以得汗为病轻，无汗为病重。如有瘫，则参入蝉蜕、桔梗、芦根、西河柳之类；如有痰，则参入土贝、天虫、瓜蒌、橘红之类。如现阳明证，则白虎、承气；少阳证，则小柴胡去参半，加花粉、知母；璜按：少阳证因于温暑者，雷少逸清营捍疟法较稳。少阴证，则黄连阿胶汤、猪苓汤、猪肤汤。俱宗仲景六经成法有效。

但温热病之三险证多死，不比伤寒。盖冬不藏精者，东垣所谓肾水内竭，孰为滋养也。惟大剂养阴，佐以清热，或可救之。养阴，如二地、二冬、阿胶、丹皮、元参、人乳、蔗浆、梨汁；清热，如三黄、石膏、犀角、大青、知母、芦根、茅根、金汁、雪水、西瓜、银花露、丝瓜汁，随其对证者选用。若三阴经之温药，与温热病非宜，亦间有用真武、理中者，百中之一二而已。大抵温热病最怕发热不退，及痉厥昏蒙。更有无端而发晕，及神清而忽间以狂言者，往往变生不测。遇此等症，最能惑人，不比阳症阴脉，阳缩舌卷，撮空见鬼者，易灼其危也。要诀在辨明虚实，辨得真，方可下手，然必非刘河间、吴又可之法所能救。平素精研仲景《伤寒论》者，庶有妙旨。至若《叶案》之论温热，有邪传心包，震动君主，神明欲迷，弥漫之邪，攻之不解，清窍既蒙，络内亦痹，豁痰降火无效者，用《局方》至宝丹，或紫雪，或牛黄丸。宗喻氏芳香逐秽之说，真足超越前贤，且不蹈用重药者一匙偶误，覆水难收之弊也。

璜按：俞氏此论，确切不移。其间有云无端发晕，神清而忽间以狂言者，往往变生不测。因此症神气半明半昧，察其舌色淡红而近紫，苔甚薄或无苔，死期每在五六日之间，余于临症见之屡矣。此症在西医以为延髓神经为细菌所侵害，此因由显微镜之检查而得者也。未识我国医者以为然否？

---

① 叶案：即叶天士著《临证指南医案》。

② 牵混：牵连混杂。

温热病候

《难经》云：热病，皆伤寒之类。历考各医家皆谓未可概以伤寒法治之。兹特覼列[①]如下，以为辨症之准的[②]。

霜降后，天气寒冷，感之即病者，伤寒也。

霜降后，当寒不寒，乃更温暖，感冒而即病者，冬温也。

春气和暖，初病但热不恶寒而口渴，此由内发外，伏气之春温也。初起微寒，后即但热不寒，此感而即发之春温也。

夏至以后，时令炎热，一起壮热、烦渴而不恶寒者，热病也。热病与中暑相似，但热症脉盛，中暑脉虚。

夏月有病，头痛、谵语、自汗，身不甚热，两胫逆冷，四肢沉重，胸腹满而渴者，湿温也。其人常伤于湿，因而中暑，湿热相搏，故发此病。

头痛、身热、自汗，与伤寒同。而脉尺寸俱浮，身重，默默但欲眠，鼻鼾，语言难出，四肢不收者，风温也。

身热足寒，头项强急，恶寒时头热面赤，目脉赤，独头摇，卒口噤，背反张者，痉也。《金匮要略》云：太阳病，发热，无汗，恶寒者，为刚痉；发热，汗出，不恶寒者，为柔痉。

伏天受暑，至秋晚发，新邪欲入，伏气欲出，寒热类疟，脘痞渴闷，午后则甚，入暮更剧，天明得汗，则诸恙稍缓者，伏暑也。

大火西流，炎歊如盛夏，暑温交烝，病见壮热烦渴，蒸蒸自汗者，秋暑也。

璜按：《伤寒指掌》云：古时伤寒十一症，类伤寒六症，时行伤寒二症，细考之，属于温热为多。故今之所谓伤寒，大半属于温热也，而治法究与伤寒不侔[③]。伤寒入足经，而温邪多入手经；伤寒宜表，而温邪忌汗；伤寒药宜辛温，而温邪药宜辛凉。苟不辨明，必多误治。历代以来，若河间之《原病式》、杨栗山之《寒温条辨》、吴又可之《醒医六书》、戴天章之《广瘟疫论》，皆能就伤寒、温热之病症不同处，剖析精详，而用药大法非升散即苦寒，犹非面面圆到。叶天士先生出，于温热治法，具有慧舌灵心。章虚谷、邵步青、王士雄、吴坤安、吴鞠通、杜义桐辈皆宗之，治效历历可纪。李缵文、陆九芝信口谩

---

① 覼列：详细列举。

② 准的：标准。

③ 不侔：不等同。

骂，非正论也。璜以类伤寒各症与温热颇不相似，特将伏暑、秋暑二病类入，因近代此病最多，救世急也。

论病所以发生温热及恶寒之原理

何谓热？因新陈代谢之变化而起之体温升腾也。健康者之体温，在腋窝不逾摄氏三十七度二分至三十七度三分，在直肠不逾三十七度五分至六分。然既罹于传染病，则由微生体之作用，于身体内增进蛋白质之分解，以是发生体温，恒较常态为多。况因传染之感作，及体温之升腾，呼吸、心搏俱各增加，故亦能发生体温。此发生之体温，在健体者，即因温放散机能之精进，而调节平均之。在发热者，则因水分蒸发之温放散，失其调节，与温发生不能均匀，遂至体温蓄积而升腾。其所以起此失调者，大率皆由神经中枢之温政主宰部有变动故耳。

当发热之初期，其发生之温增进颇著，而皮肤之血管收缩、水蒸气之发散同时减少，以抑制温之放散，两者相助为虐，遂使体温升腾。若此时皮肤之血管收缩过度，且甚急剧，则患者顿觉寒冷，兼起不随意之筋运动及斗牙等，是谓战栗。若皮肤之血流略起变化，其所起亦不甚急剧，则其发热常以恶风为始。

发热达极点时，则温放散亦增进，皮肤感热，然尚不能驱除过剩之温，触于皮肤，则觉其干燥，是为水蒸气放散减少之证。

热之将下降也，温调节机渐复常态，或急速放温，故流汗淋漓高溢。在二十四时内即峻下而复平温，是谓分利。或则由产温之渐减，而解热降热徐缓，无分利性之发汗，是谓涣散。

璜按：此即我国医家所谓"正复邪自退"之义。

凡高热之后，体温必先降于常温以下。凡腋窝在三十七度，直肠在三十七度三分以内，乃得谓为解热。解热后，体温暂时尚易移动，稍有感作，其体温即增加，是温调节机犹未复元之证也。

传染病逞雄威之机生体，其抵抗力失坠时，体细胞已蒙其障害之结果，则分解蛋白质，以减降发生体温之机能，即此时之温放散机能，亦从而沉降。其调节不完全时，则身体之厥冷过甚，是谓虚脱。如是患者外貌顿呈危险之状，则知其解热非良征也。

璜按：此即我国医学所谓"假热一退，真寒便生"之义。

体温之升腾，以高于蛋白质之分解，加以传染亦消耗蛋白，而发热时之摄取食物又不充足，心筋及呼吸筋过劳，欲体脂肪之远原，以是其热稍高，或稍持久，则体重必减少。睹其体筋肉瘦削，及渐次倦怠无力，可知热病之消耗蛋白质为不少也。

神经中枢为细菌毒易于侵害之处，往往起头痛不安，不眠，意识混浊，谵妄等症，于延髓之循环、呼吸中枢亦受侵害，则其麻痹实占死因之多数。

璜按：此即中医所谓"热入心胞"也。

就心脏之节序呈种种之变化，其心力又往往低降。夫心力之低降，本于心筋之解剖的变化。然血管运动神经之变化，亦与有力焉。盖血管运动、神经中枢受障碍，则血管弛缓，血液几全集于内脏神经所分配下之下腹血管中，终至诱起脑、皮肤、筋肉等之贫血，而虚脱时之体温沉降，亦与此循环障碍有密接之关系。从可知血管运动神经之关系于传染者，若是其大也。而传染病之恢复期，其关系于心脏之障碍者尤重。

璜按：王肯堂有"心血一调，其热自退之"之说，义与此合。

肺脏亦多因微生体之为病，或浑合传染而陷于炎症，为直接之死因。

脾脏肥大，恒于多数之传染病见之。其意虽未详，然每为细菌之巢窟，如霍乱症、小肠炎，其脾脏中多含细菌所产之破坏物质。

璜按：热症及温疟，其脾胀大者甚多，左胁下痛，即其据也。

肾脏有排除细菌毒于体外之用，而此时之上皮及血管被其障害，轻者现热性蛋白尿，重者必起纯然之肾炎。肾炎之起，多在有热期，然如患猩红热症，则又往往至恢复期而始然也。

璜按：温热病后，所以多水肿者，此亦其一原因。吴鞠通《温病条辨》中于下焦病关于少阴者，每用减味复脉汤，最为卓见。喻氏有病后血虚气盛，下部发肿之说，亦肾炎也。

论热病轻重进退之状况

热病中有所谓轻热症者，其热或往或来，神经不受障害。虽热时试以热度表甚高，殆汗出热退，气体即见平和，纵有时体温亢进，亦可渐就痊愈。若因特种之起，热物入于血中，被毒而发，是名之为中毒热。此热最重，即我国医学所谓温毒是也。

热病初期，因皮肤血管收缩而起恶寒。顷之，寒退而热，呼吸频数，头痛不快。有体温升腾，经一二时而达于第二期者；有体温徐升，经一日至数日而达于第二期者。此期发热增加，虽有一二次之升降，而脉管神经兴奋不止，肌温及放温毫无定则。或皮肤次厥，或潮红灼热而干燥，或手足冷厥而躯体灼热，脉软而数，烦渴引饮，手扬足掷，倦怠不安，此期为最害身体之时。故热病之轻重，一以此期之热度及心力为断，大概热度不越三十九度者为轻症，越四十度者为重症。心力强者其预后良，弱者即不良，甚至于死，乃百试而百验者也。

热病减退期，其皮肤血管扩张而充血，发汗极盛，放温增加而热解，脉渐缓和而软，惟尚疲劳烦渴，神虽倦而清，卧觉安枕。暂时间纵有急剧之体温，或呈显著之升降，亦不过比常温为高耳。

过此以往，体温每达于常度，或虽比常度较减，倏忽仍复。此期间倘饮食起居不善调摄，亦有发轻热者，良由温政未能一时复旧故也。我国医学所谓余邪稽留或食复者，正此类耳。

论虚热实热之原因

体温亢进，脉搏增加，此实热症也。而脑底脑膜炎，热度虽高，脉不频数。盖因渗出物压迫迷走神经，不得谓脉不数之即为虚热也。健康强壮者，每遇热病，心力及血压亢进，脉大而且洪实。然于危重之热症，或慢性热病之末期，心力及血压衰减，脉遂小而且虚软。医学家遂以前者为实性热，后者为虚性热，然设此实性、虚性之区别，实不加研究心力及血压衰减之原因。其原因为何？即久久持续之体温亢进，与病原菌化生之毒物也。夫热病所以始实而终虚者，盖由热度过炽，亢进之血温，至为心脏筋质及神经质之害。又热病则食欲不进，营养衰减，心力又为热所鼓动，大足致心脏之疲劳，因而心脏机能遂至乏困，动脉血压遂至沉降，而虚候成矣。热性虚实，既由心力而分，无怪素体血亏及营养不良者，其发热时心力之衰减，较强壮康健者为尤易也。

论神昏谵语

热病之神昏谵语，为最常见之候。此症在我国有云邪入心胞者，有云阳明燥实者，有云邪入于腑则不识人者，而在西医则以为神经障害之症耳。神经障害有轻重二候：轻者，头部昏晕，压重疼痛，身体不安，心烦不眠；重者，神气昏愦，如半睡状，应答迟滞，又发谵语，起卧不安，精神错觉，甚至昏昧。在小儿，则两手颤振，喃喃谵语，或发昏睡。推厥病原，良由该疾病所化生毒菌之作用也。

论温热、瘟疫、温毒即西医之重轻热症

西医论热症有八，除疸、疹、痘外，分为小肠炎、能传染热症，及复发热症与轻热症四种。① 是四者，中医列之温热门。近人有以小肠炎为即中国之伤寒症，此大误也。蜀彭唐宗海以小肠炎即中国之肠痈，其说近似而犹未确。何言之？仲景《伤寒》为治六气之书，并不专指一症而言。见三阳症即用三阳方，见三阴症即用三阴方，甚至有一日而病及少阴者，与小肠炎之来势甚缓，病情大不相同。彼徒习西法，而于中医学问未深者，乌识所谓伤寒症哉？肠痈初起，亦有恶寒发热，而小肠炎初起，甚寒冷，仅有几日泻利，且其热必朝轻暮重，肚腹按之痛，右胯部按之亦痛，胀满雷鸣，脾亦肿大，与肠痈症显有不同。且累及心则积黑血，而血管胀至深红；累及肾则略变白色，或胀大，或积血而红。盖近世医学进步，以为即肠窒扶斯菌。此菌体小，入人体而每至小肠、回肠处，侵犯粘膜而繁殖，蔓延肠间脾脏。其毒为体中吸收则发热，犯心脏则麻痹，薄肠破碎，则肠出血而毙命。其初起甚轻，至六七日而渐次增重。发病之初，思睡懒言，或有汗，或无汗，头痛额痛，腰骨四肢痛，脘闷作呕，鼻衄，肢体不能自持。此则仲景风温例中所云"风温为病，身重，多眠睡，鼻息必鼾，语言难出"之类也。夏秋热病重者，亦多类此。

西医于是病，先观颜容，次及脑部、胃部、皮部与身热及小便。

其察颜容云：先即脸皮略红，随即困倦无神，或觉昏昧则症重，愈久则昏昧愈甚。若肺内有坏，则两颧必露一片圆红色，用指按则散，指离则红复聚。分明温邪为病，首先犯肺之确据。

其察脑部云：此七日必见头痛或腰骨痛，而皆非甚痛。到七日后，其痛渐失，然起谵语者甚多。有要起身下地，自言欲回家者；有劝以睡下，虽听从而不久复起者；有日静夜剧者；有所言皆其日用寻常事者。其甚烦躁，大声疾呼，用力起身不歇，动辄须人看禁。不则心昏昧，不能理事，口渴不知引饮，久睡不知转侧，遗溺遗粪，耳聋神呆，撮空捻衣，肢搐眉皱，皆危病也。但此症在西医以为脑病，然华医治法，有包络热，宜用开窍清血者；有痰热阻滞经络，宜用清热蠲痰者；有燥实坚，宜用下法者。皆能救危亡于顷刻。温热书俱在，非可笼统施治也。

---

① 此处言热症有八，其后罗列七种，原文如此，疑误。

察胃部病状云：此症作闷者居多，初起尚思饮食，至神气半昏半昧，虽饥渴，亦不知呼唤。察其舌，有薄苔或厚苔，色有黄、紫、黑之不同。如苔渐退、舌渐润，则病渐愈。舌苔有退数次复发者，有退后色甚红者，有滑红、有干硬，到神昏则干硬尤甚者。舌战动则病重，病重则令伸舌甚难，舌伸又忘却收回，由其神昏致此耳。牙齿则黑垢常积，牙龈亦有时流血。其腹内各核坏烂，又应细察。以指按右胯，如捞水声，重按则痛。用指以叩按腹指背，有气则应如响，并有肿起如臌者，其痛多在右胯，亦有满腹皆痛者。若神昏，必力按方觉痛。辨之之法，大便泻，大小肠有气，胯部响痛，皆为此症必有之状况。此西医之说也。若中医辨此症，其名词有各异之处。谓温热肺先受病，舌薄苔，邪尚在肺，开肺可愈。肺与包络为近，包络即心外衣，热传此，即昏睡、饥渴不知、神明迷乱也。神明发于心，故热邪由肺传心，神气则半昏半昧也。究之，中医言心，西医言脑，皆主神明而言也。西医谓人之精神在脑，乃其论小肠炎也，竟云将患此症而死之人割开视之，见其脑内并无发炎，然则谵语及昏昧等事，其不尽关于脑也明矣。我国言阳明病燥实则谵语，又曰邪入于腑则不识人，故昏沉燥实，曾有用下法而愈者。盖下其热则病除，病除则神复也。原此症初起作闷，舌苔厚黄，久则变黑。若紫黑苔渐退，舌渐润，则病渐愈。绝似中土之时行大热病，其苔退数次复发者，即伏气之湿热病也。其滑红者，必夹湿痰；其干硬者，必伤胃阴；其舌战及难骤伸者，必由痰阻舌根。右胯部痛者，清热解毒之外，佐以通络柔肝，病无不愈。良以用此等药，即能消伏匿之炎热故也。至其作泻，乃热邪出路，善治者可渐消其发炎。我国治法，每以芩、连、银翘、知母等，大清大解，热退而炎退矣。

其察皮部云：此症身多生类荔枝皮之小粒，色略红，摩之，嶙峋粗粝。此温热发斑疹，在时行中发疹之类。另有一症，而由初热不能用辛凉透汗，或用辛温药强发其汗，以致此者，亦属不少。倘用轻清宣泄，解毒而不冰毒，热自渐减渐轻而愈矣。西医于发疹之病，仅云身热无汗者乃常事，而竟不以清热解毒为透汗之地。汗不出则发瘢疹，温热温中，每或有之。

其察身热云：热之轻重，虽时有不同，但朝减夜加乃其常。盖伏暑、湿温、秋暑、晚发等病，无不皆然。故余于西医之小肠炎，敢断断言之曰小肠炎，即中土之温热症。乃正论，而非影响[①]之谈也。

其察小便云：病时所函之尿底与酸，必多且重。其色亦深，中有蛋白者约六七居其一，有之则病重。据西医论此病，谓半由内肾积血，半由血内有

① 影响：空虚不实。

毒。不知病由伏气而发，热邪内灼，销铄真阴，故上为不寐，而下为小便混浊，乃热病常有之症也。清热育阴，小便自然清长，热势自然轻减，加以淡薄滋味，佐以生津养气，便可复元。此则屡试屡验之妙法。西医于此病，每用牛奶、牛羊肉、鸡、鸭、白鸽粥之类，助热添病。以重热症而初起即遽用此，殊非余之所敢知矣。惟其对于此症，只许食流动之食物，粗硬难化之品，始终禁食，则精切之确论也。

能传染热症，西医列之重热病中，即我国所谓时行之毒，由口鼻传入于心肺也。此症初起时，甚速又甚重，病情与小肠炎无异。所不同者，无泻利，及腹中雷声、作胀作痛耳。西医曾剖验以察脏腑，见其肺本体积血而喘气，心亦瘀变，其心房与大血管之血则黑而稀，与叶氏所谓温邪上受，首先犯肺，逆传心胞者，隐然若合符节。察颜容，皮色瘀晦，眼罩皮多红胀憔悴，较前尤甚。病深者即一睡不醒，谵妄狂躁，抽搐，循衣撮空。西医以为病关脑部，若华医则以为三焦大热，扰乱神明也。察其舌，色紫、苔厚、无干裂各状，惟伸出觉难，齿垢黑积，呼吸气觉短促。病伏在肺，则转为咳嗽。病机与小肠炎有分别者，小肠炎来势缓，此来势速也。小肠炎传染较少，此则一人病一家俱病，邻里戚属，沿门阖境，靡不相同。盖瘟疫症之类，依中医法，仍须分症施治。西医论治，与小肠炎相同，而多用补身之物，若牛、羊，若鸡、鸭、鸽，此则与我国治法有大相凿枘[①]之处矣。

复发之热症，西医以为饥荒复热症，我国则以为伏邪在内，缠绵难愈，故多复发也。发病时，无论远近，情状相同，故西医名之为速传症。一染是症，浑身无力，便觉冷颤森然，随即头额疼、胸膈痞闷，不久即呕吐清水、肚腹不舒或作痛。肝脾亦痛，脾肿更痛不可忍。胃不思食，时觉口干舌润，而有白淡黄苔，或绛干，或舌尖干裂，舌色纯红，舌上起粒。或腹泻，或咽痛，其四肢腰骨则酸痛难当，热则或早或晏，时刻无定。病者间或略冷，冷后出汗而病不解，热亦不退。小便略短，睡卧不宁，惟衄血则甚多。病退后，舌苔渐减，并有起咳嗽者，其咳出之痰甚胶粘，略血者亦间有之。或血薄腿肿，周身发黄。孕妇得此病，每小产而变危，小儿及老人，常多不治。病后调理，尤难复元，或头晕，或泻，或红痢。妇人则子宫流血，小儿则呕吐不止，或气管内皮发炎，多迁延而成死候。即病轻者，亦或倏忽而变重症。据西医云：治此症，宜令其大便随时不结，又不可频频泻之。若病者早能求医，宜先与以吐药，令其呕吐。若见津液尚属无亏，则可用发表剂或利小便药，以清水一片，开

---

① 凿枘：喻不相合。

火硝一钱或二钱服之。

璜谨案：西医此说，即中国伏邪在营之症也。伏气病，胸胁满闷，小便不利，最为常有。脘闷，多吐黄涎，或有痰热瘀积，于吐法尚属相宜。至发表大法，须养津降热，俾津通而汗自出，因其人阴气先伤、阳邪独发，非此不足以育阴解热也。利水伤阴，愈益其热，故此病发表利水，皆变危症。西医晚出，治病仅泥迹象，此其一也。利水则肌肉焚，余曾遇之，始叹王汉阶立说之精。

应时轻重热症，中土谓之温疟。初起，腹胀不舒，作闷作呕，头身皆痛而困倦，继则寒冷，非同疟疾之寒颤。稍觉毛竖，随即身热，虽疟疾极热亦不及焉。其皮则灼热如烧，面红眼亮，头痛困惫，不能眠睡，久之必发谵语。或有狂妄者，必呕吐不止，始呕宿食，继以清水，终则胆汁或紫或黑，而腹内觉闷胀。舌白唇裂，口极渴，脉必数。有热六点钟之久而后减轻者，亦有至半日或一日，甚至两三日而减轻者。将减时则必发汗，汗出热减，减后旋复热，较重于前。按其减候速迟，以分症之轻重。清早则病略快，有午后起热而夜半减者，有夜间起热而次早减者，亦有每日二次，午刻发热，夜半热减，减后复热，次早复轻者。据西医皆以为重症，谓当邪盛正衰，血气弱，皮色必黄，泻血亦常有之。久必变为发黄热症，肝、脾二部必软肿，小便必短而色深。不知此种病悉由伏气，华人谓之化疟不成，执治疟死板法以治此症，危者接踵。若能精参叶案，细勘温热诸书，分其在气在血，有汗无汗，或清手太阴，或治足阳明。挟湿者化之，液燥者滋之，有痰热者开降而疏泄之。此症虽缠绵，不十数日而可愈，究竟非重症也。惟老人、小儿及虚甚者，患此多死，又医者不可不知耳。

按此症西医分为三等：曰轻症、曰重症、曰危症。轻者，初起身热，四五日无甚加减，后则热之起止，俱有定候。舌苔黄厚，口气秽浊，作闷作呕，头额骨痛，每觉寒毛森动。其病初起发汗，则身热略减。越日复作，时必先恶寒，随即身热，又加夜不成寐，或流鼻血及轻咳嗽是也。重症身热，甚少轻减，一似连绵不断，约第三日脑浆不安，则谵语不能理事。其舌干裂，皮色发黄，甚则泻红利，此脾、肺本体肿大之症，多成死候。惟渐变轻或化疟，则无妨。危症起时，与重症相同，热连绵甚炽，随即谵语，不能理事，昏迷沉睡。或初起即现危险之状，谵语发黄，诸窍见血，或小便闭，或吐泻，或红痢，皆由肺病，或肝生疮，以致此也。据西医此说，以热炽昏谵则病脑，泻利发黄则病肠病血，实为危重之症也。此病来因各殊，不能混一施治，然预后不良，多有变痉厥而亡者。此则中外医学家之所公认耳。

再应时轻重热症，中国秋间湿热症，此候最多。华岫云以为不比伤寒之邪，一汗即退，亦不比温热之邪，投凉即安者，此病是也。治之不得其法，则告毙甚多。取温热各书细心体会，自能措之裕如。

辨寒热

伤寒、温热、疮疡、痨病，无不恶寒发热，而皆有不同。疮疡寒热，周身必有痛处。痨病虽潮热而势不甚，且由咳肺体生病得来，不难辨悉。风寒外感，恶寒发热无时而势不甚。时疫恶寒，有时而势甚，恶寒之后，必见发热，热时自热而不觉寒，寒时自寒而不觉热，非若外感诸病，恶寒发热之相兼也。时疫温热，病由里达表，初起皮肤怫郁则恶寒，发热汗多亦恶寒，有但热不寒者，有寒热往来如疟者，治须以清里透表为主义。其或邪深入里，失于攻下，成热深厥深之病，反欲拥被向火，恶寒而不发热，即热亦微，甚则四肢反厥。此虽恶寒，实非寒也。阳气为邪所郁而不通，以通郁为主。清热而不冰热，斯为得之。里实者，切须攻下，使气通而郁阳发，反大热而烦渴也。此症在恶寒时最难辨其为热，须于九窍察之，如目大小眦赤，鼻干唇红，舌苔黄黑燥，耳鸣或聋，小便黄赤涩痛，大便燥结，或稀黄极臭，或鲜血，或心下至少腹有痛不可按处，此热深阳郁之象。大抵周身皆见冷症，一二处独见热病，反当以热症为主。反此亦然，乃辨寒热真假之机要也。

至本系热症，因其平素虚损、衰老及大病后，攻伐寒凉太过，至汗出不止、呕利俱作、四肢微厥、六脉细濡而恶寒者，为阳虚，乃攻伐太过所致。虽有时当用苓、术、参、芪，寸脉微，佐以升、柴；尺脉微，佐以桂、附，仍宜活法变通。须知虽属阳虚，却从热症来，而阴必亏，参、芪、桂、附亦不可过用，当佐以护阴药，如白芍、麦冬、五味之类。此症温补略缓，及清补不到则死，或过用温补，阳回而阴竭亦死。有热邪退净，神情昏睡，口不能食，而人事不省者，急用温补，自然神清，缓补亦死。

此外更有寒凉太早，而成实症之恶寒。因热邪未经传变，胸膈积有痰滞。有见其烦躁而遽用知、膏、芩、连者；有因其作渴，而遽用生地、麦冬者；有病者自认火症，而恣啖冷水、西瓜、梨、荠太早者。皆能郁遏阳气，壅闭邪热，遏于中下二焦。若冷物停痰滞于上焦，每见恶寒症。遇此惟以宣导痰滞为主，滞通则恶寒自止。不可过温，致下焦虚热，为蓄血、瘀黄、呃逆而死；不可清凉，致胸腹痞闷而危。宜用草果、厚朴、槟榔末、香附、半夏、莱菔、白蔻仁、苓、泽，导痰、开滞、逐水，痰滞去则恶寒止，而热症见。症之甚者，至膈间冷气，喜大热饮，仍属热痰瘀滞心下。大剂清解中，兼以开痰。汗多者，白虎汤加旋覆、滑石、川贝、厚朴、莱菔、连翘、天竺、菖蒲、瓜蒌、半夏，清肃开降，以通上下之枢机。热邪怫郁于皮肤，更有寒热往来，绝类疟象，又有舌绛纯寒无热者，此不关少阳为病，或清肺胃，或清络热，当随其传变而施以对病之药。盖伤寒恶寒为重，时疫恶寒为轻，多有初起恶寒，及发热而恶寒自已者。若误用辛温及发汗劫津之方，祸不旋踵。

温病养津须防窒腻

温热瘟疫，宜养阴清润，甘凉甘寒皆养阴之法也。然不能透汗，不知豁痰开降以和上、中二焦，则药虽清润，仍效者少，而不效者多。故此病除舌干绛、鼻血咯血，可用生地、二冬、元参之属，此外务取清灵妙品，若花粉、芦根、瓜瓣、川贝、知母、天竺、旋覆、荸荠、梨肉诸清降肺胃等味，皆能解热，即皆能生津。又当随症而进退去取，务求清热而不冰闭，育阴而不滞邪，斯为得之。倘徒知育阴，而于升降气机之大法不能探讨，膈间受阴药阻隔，痰气一逆，神昏目闭，痉厥立至矣。温病挟湿，用升提，则热炽津枯而变痉。多服阴药，湿盛痰升而亦变痉。不知者，每谓寒凉太过，中脏寒生。呜呼！岂真由于中脏寒生也哉？

温热、瘟疫脉迟脉虚勿认作阴寒

温热、瘟疫传变后，脉症与风寒颇同。初起时，与风寒迥异。风寒从皮毛入，一二日脉多浮，或兼紧、兼缓、兼洪而皆浮。迨传入里，始不见浮脉，其至数亦清楚而不模糊。

温热、瘟疫，自里出表，初起脉多沉，迨自里透表，脉始不沉，乃不浮不沉而数，或兼弦兼大，至数或不清楚。初起脉沉迟，勿作阴寒断。沉者，邪在里也。迟者，邪在阴分也。或有汗则脉迟细而虚，汗为心液，脉为血脉，热邪怫郁于气血中，藉汗而泄，心脉不受热一蒸，故迟细而虚。其伏邪犹尚在里，乃热病，非阴寒病也。脉象虽类阴寒，而气则臭腐，色则垢滞，或如油腻，或如烟薰。舌则白厚或白燥，或淡黄，或粗如积粉，或虽有淡薄黄白苔而颇干燥。神情恍惚变常，或烦躁，或谵语，或痴如醉，扰乱惊悸。轻者虽神气清明，亦能自主，仍多浮思幻想，梦寐不安，闭目即妄有所见。此浮思幻想，即为谵妄之根原，亦即为热病伤脑之确据，所谓舍脉从症也。

又热病有脉数而无力者，万勿误认为虚，缘热蒸气散，脉不能鼓指，但当解热，不宜补气。热清而脉转为滑数者，往往而有。设认为虚寒而误投补剂，热得补而愈炽，上下气机不通，热邪尽攻脑髓，驯至痉厥神昏，而其人已万无生理矣。故治温热温疫者，虽宜辨脉，而断不可执常法以论脉。

身热不退治法

瘟疫温热，表症未得汗解，里症未得下解，或半表半里未得和解。或肺胃热盛，未得疹出。或心脾热盛，未得斑出。三焦、小肠热盛，未得尿利。或热痰结胸，未得化吐。或湿热沁肉，未用山栀、茵陈。或新停食于胸胃，未得楂、朴、菔、枳。或服寒凉冰闭，未得宣透疏泄。或湿痰包热，蕴结中焦，未得辛香涤秽。皆能作身热不退，务加察也。

大法随症汗、下、和解。斑疹未出，宜凉血透毒，生地、银花、芥穗、牛子之属是。热盛尿涩，宜清降，生地、滑石、知母、花粉之属是。热盛结胸必满闷，小陷胸加入葱白、薤白之属是。寒凉冰闭，湿痰蕴结，宜温运，温胆类加兰草、郁金、藿香、降香之属是。随病所宜，加入于透汗剂中。诸症一解，汗自出而热自退，不同伤寒病宜温散也。

中西温热串解卷二

闽同安吴锡璜撰述
弟锡琮　珣甫参订
男道卿树仁　植卿树萱同校字

时感风寒辨

《伤寒》一书，乃治六气之书也，其开章分中风、伤寒、温病为三大纲。中风、伤寒，主以麻、桂二汤，独于温病并不出方者，以温热病因各殊，变幻不测，未可以数方印定后人耳目也。然于温病误汗误下之原文，最精最确，后有作者敻乎莫尚矣。其曰发汗已身灼热者，名曰风温。风温为病，身重多眠睡.鼻息必鼾，语言难出，已将误汗变为神昏、误汗变为灼热者，一一指出。其曰若被下者，小便不利，直视失溲，见误下重伤其阴，已成阴气将竭之危象。其曰剧则如惊痫时瘛疭者，又明明将误治引动肝风，立变痉厥之危病情形，开示后学。奈何举世医者，不精参六气，不研究圣法，柴、葛、羌、防、麻、桂，随手浪投，以致变症百出，死者载途。不知自古精伤寒者，于寒温异气，靡不了了。

西昌喻氏论温，未能跳出伤寒圈子，而其言曰温热病无风伤卫、寒伤营之例，原无取于麻、桂二方。昌邑黄元御读仲景书，直窥阃奥[①]，而其论寒温异气也，曰伤寒中风，本无内热，但因风寒外感而发，其视温病之热自内发者不同。而病传阳明则为热，病入阴脏则为寒，其视温病之表里皆热者亦不同。由此观之，可见诸凡伏气，无非热自内发。即以修园精仲景书，而其注温病也，谆谆重戒曰切不可用辛温以发汗。从知时感风寒截然两橛，仲景尚不以治风寒之法治温，何医者乃用羌、防、柴、葛，日杀数人而不之悔耶?

璜窃以为由于时感风寒、辨别不清，故动手便错耳。请详言之，以维杀运可乎？夫风寒之为病也，其初起必先恶风恶寒，然后头痛手痛，即发热，而恶风寒仍在，脉浮而数。其脉紧无汗为寒邪，其脉缓有汗者为风邪。若温

① 阃奥：本义深邃的内室，此喻医学之精微深奥所在。

热、秋暑、瘟疫、杂气，初起微觉凛凛，或恶寒虽甚，到发热即但热而不寒，或虽恶寒而必不甚。从湿热发者，舌苔必厚腻；从营分发者，舌色必绛或浅绛；从气分发者，舌或白无苔，或淡红无苔。此风寒时感与外候不同处。且伤寒自毛窍入，时感疫病自口鼻入。由风温、湿温发者，或伏邪在气，或伏邪在血或在太阴，或由太阴传阳明，或在厥阴少阴，各有不同。吴又可云：伤寒，感而即发；瘟疫，多感久而后发。伤寒感发甚暴，瘟疫多淹缠二三日，或渐加重，或五六日忽然加重。伤寒投剂得汗而解，瘟疫发散，虽汗不解，伤寒投剂，可使立汗。瘟疫汗解，俟其内溃，汗出自然，不可以期。此皆阅历有得之言。

推之温热各病，多可如此看法。究之温热，投以辛凉即汗解，或不服药，亦有自汗而解者，但出表即为顺症。惟伏邪未退，所出之汗，只得卫气渐通，热虽渐减，移时复热矣。故伤寒取皮肤濈濈微似有汗者佳，温热病则汗出如水淋漓，多可得愈。伤寒病由足太阳入，温热时感多由手太阴入。伤寒病变，随六经而用药。温热时感，分三焦而施治。伤寒初起宜温散，以发表为主。温热初病宜开降，以下行为宜。伤寒脉浮紧，伤风脉浮缓。温热时感，则脉多浮弦而数，由暑邪发者，虽浮虚仍有数象。若内有伏热，则沉盛于浮，表症方愈，而里热更依经而发，其症传变无定，或始终在一经不移。诊脉审症，全仗心细，其中夹痰夹症，均须详审。

温病无汗宜透汗，有汗宜养津，误下宜生津解热

吴鞠通《条辨》云：温病忌汗，汗之不惟不解，反生他变。盖病在手经，徒伤足太阳无益。病由里出表，徒发其表亦无益也。且汗为心液，心阳受伤，必有神明内乱、谵语发狂之症。此语于温热治法，实能独出手眼，其有功于医学不少，洵足为开手便用九味羌活及柴葛解肌者痛下针砭。

余则为温病虽不可发汗，而未尝不可透汗。透汗者，养津液以为汗出之原也。温病伤阴最速，而仍宜藉汗以为出路，斯热始渐退，津液始渐流通，故养津开肺，而表即解。若杏仁、芦根、香豉、薄荷、沙参、麦冬、竹叶、连翘、绿豆衣、荆芥、牛子、池菊、山栀皮之类，皆良药也。

治温病，切宜刻刻顾其津液，一用辛温升发，而津则立涸，变且丛生。倘其人素体阴气先伤者，小便必不利。或用药伤其真阴，小便亦不利。治此者，仍须清肺养津，俟脏真敷布，小便自长，大忌苓、术、泽、半等药。倘医者见病治病，误渗其津，则大渴而危矣。又热气壅过于上，胸脘痞闷，大便亦多

不利，非用开降之药，透达汗孔，津液不得流通，气机便不下行。每见有便秘八九日，腹无胀苦，累用清降诸方，则热气降下，大解宣畅，或溏泄，或下胶粪酱矢者，实因伏邪在肺，胃不燥实故耳。粗工每用大黄妄下，不知胸以上热未尽解，而早用大黄，则热愈壅而津愈伤，痰愈蒸而胸愈结。正气既因泻而虚，则阴亡津竭而危，加以治不如法，则热烁津枯而死矣。

治法：审其两关，重诊洪而有力，舌苔渐厚，或绛而微黑，津少口干，渐渴而粘，宜急清肝胆脾胃，生津解热，若生地、二冬、黄芩、银花、石斛、雪水、石膏、知母、山栀等类可也。头尚痛，加薄荷；小便黄，加车前、滑石，利不伤阴，斯为得之。若夫汗出过多者，里热熏蒸，损液伤津最速。若舌黄而渴，或伏邪在肺，舌无苔而亦渴，可用仲景白虎汤及竹叶石膏汤，甘寒养津，实降火滋液之妙品。热邪伤津，温疟有汗，舌苔变黑色者，连翘、花粉、石斛、生地、麦冬、参叶、梨汁、蔗浆、荸荠汁，皆为生津涤暑之良剂。若舌苔黄厚，大渴，两关俱盛，六脉皆浮，唇干，小便短赤，大便闭结，下症毕具。及热病初起，脉极洪实，神昏目红，二便俱闭，大热、大渴、大汗，尤亟宜养津而佐以攻下之品，白虎加生大黄、芒硝、贝母、石斛、二至、生地之类。舌本干苔黑，加大青、板蓝根、人中黄、黄连。苔黑生刺，加犀、羚二汁。痰盛，加竹沥、胆星。务期调其津液，养其脏真，透汗以通其表里，滑降以速其下行。上焦开，津液降，胃气和，于温热治法，思过半矣。

温热瘟疫多伏气，温补燥散俱不相宜

《王氏医存》谓：温病疫病，乃外感内伤兼证。是不然，温热、瘟疫由伏气时感发者最多，病因早时感受六淫，有所抑遏，未即发越，久蓄潜酿而为伏热，又不能随气血而运化。人身鼻气与空气相应，一旦时行秽浊之气，混杂于空气中，毒菌吸入口鼻，便化为热。初起脘闷作呕，即其据也。伏邪有在气、在营之分，一受空气中秽浊之气，伤其营，则伏热于血者发矣；伤其卫，则伏热于气者发矣。故其症有由营出气、由气入营之别。

舌苔白色淡红，或虽重红，而时露一二处白黄色，为邪尚在气分。舌浅绛无苔，或纯绛色，或虽有黄白苔，而舌色仍绛，皆为伏邪在血。初病之时，以此诊舌，百不失一也。故无论本体强弱，其自内哄于外者，皆豢养日久之实热。当其病伏未发，犹炉中种火，偶经引而勃发，则燥火之烈燎矣。往昔未必不受外感，其伏热不发者，彼时真阴尚能生水，润溉诸经，热被遏抑也。今乃感引而发，则真阴不足生水，热无所制，故治温治疫，终始以养阴生水为第一义。而伤阴涸液之品宜严禁,如茯苓、陈皮、半夏、苍术、人参、黄芪、升麻、柴胡、肉桂、干姜、麻黄及一切温补燥散之品,皆能耗尽既涸之津液。妄用之,始则大烦渴,继则大热,不数日危矣。盖此等药,惟湿温病及水盛火弱者,可间一用。今者但余几微之真阴,养之惟恐不及,而误用温补燥散,药一入口,各奏其渗湿涸水之功,搜索津液而耗之。故其大渴,非复胃热也,乃津液干也。其大热,非复外感也,乃肌肉焚也。

温热须汗至脚

温热病,六脉多浮弦数软,虽不宜辛温发汗,仍当以汗为出路。若未汗,则未愈也。多服清降,二便自利。其脉不过减少,至将汗时,脉全浮数。病者烦躁不安,不时得汗则愈。若其病剧,常有忽而一手无脉,忽而两手无脉。其人烦躁,亦不时汗愈。若只上半身汗,则只半愈,仍须按脉对症,用清解化痰之药,加入葱豉,务使汗至脚乃痊愈。更有神气昏沉,肢冷如冰,作战汗解者,用清粥调和元气为要。病愈后,以清为补,虑伏邪未净也。倘妄用温补,或饮食不节,则余热得补而复炽矣。故温病时疫,始终忌温补,始终忌止汗,仍始终宜用养津以透汗。

论　汗

人身腐秽之气,赖汗以排泄之,此身体自有治病之机能也。未病之时,皮肤每有蒸气泄出,以手摩挲,常能柔嫩,此即汗也。特至小至微,目力不能见耳。又或负重或远行,皮肤温度太过,则能出汗,汗由热迫,其大较也。

疫邪温热,自内达外。初起时,每多自汗,甚至淋漓不止,不可以表虚论,乃里热迫汗自出也。其无汗者,饮以热茶、凉水,亦多发汗,缘热茶助身中之势力,故作汗。津为热烁,欲汗而不得泄,热势弥甚,一饮凉水,则足以助汗之来源,热得清而汗亦解也。兼头痛、身痛,沙参、桑菊为主药。兼烦渴,宜清阳明,白虎汤、竹叶石膏汤为主药。有热有结,破结为主,陷胸、三承气之类。汗出肢胀,神气不清,绝类亡阳,审其脉和缓无脱象者,通络涤痰为佳,参叶、竹叶、桑叶、川贝、菖蒲、羚羊、胆星、钩藤、丝瓜络、橘络之类。若屡经汗、下,邪已全退,脉虚而舌无苔,二便清利,内无余热,方可从虚敛汗,生脉饮加茯神及二加龙骨汤之类。究之,时疫、温热得汗,为邪有出路,宜用敛汗补虚。见此证者绝少,宜用此药者亦绝少。

战　汗

时行热病，不论初起、传变、末后，俱以战汗为佳兆。以战则邪正相争，汗则正逐邪出，然有透与不透之分。凡透者，汗必淋漓，汗后身凉，口不渴，舌苔净，二便清，胸腹胁无阻滞结痛，始为全解之战。否则，余邪未净而复热，则有再作战汗而解，有战汗须三四次而后解者；有战汗一次，不能再战，待屡下而退者；有不能再作战汗，即为沉困而死者。总视其本气之强弱何如耳。

凡战汗之时，不可服药。服则战止而汗不透，留邪为患。汗下则太过，而成虚脱，应听战汗。汗彻，再观脉症施治。当战时或多与热汤饮之，助其作汗。战汗之时，脉多停止，勿讶。待战汗之后，脉自见也。大抵战汗之时，脉以浮为佳，邪出于表也。虚散微濡应有变，煎独参汤待之，防其脱也。贫者，米饮聊代之，然必察其战后邪净而气欲脱，方可用。

凡战汗后神静者，吉；昏躁者，危；气细者，吉；气粗而短者，危。舌痿不能言者，死；目眶陷者，死；目转运者，死；戴眼反折者，死。形体不仁、水浆不下者，死。战汗虽为佳兆，亦有吉凶。得战汗固由治得其宜，邪退正复而致，不可强也。尝服大发汗药毫不得汗，而饮冷水得汗者，又有用下药得战汗者，凉血活血得战汗者，生津益气得战汗者，种种不一。当知战汗乃阴阳交和，表里通达，自然而然，非可强致也。

续雷少逸

雷少逸云：温者，温热也。瘟者，瘟疫也。其音同，其病实不同矣。吴又可《瘟疫论》中谓瘟即温也，鞠通《条辨》统风温、温热、温疫、温毒、冬温为一例。两家皆以温、瘟为一病，不知温热本四时之常气，瘟疫乃天地之疠气。如春令之春温、风温，夏令之温病、热病，长夏之暑温，夏末秋初之湿温，冬令之冬温，鞠通之书，皆已备述。至瘟疫之病，邪由口鼻而入，沿门阖境相同。有头面、颈项、颊腮并肿者，为大头瘟；发块如瘤，遍身流走者，为疙瘩瘟；胸高胁起，呕血如汁者，为瓜瓤瘟；喉痛颈大，寒热便秘者，为虾蟆瘟；两腮肿胀，憎寒恶热者，为鸬鹚瘟；遍身紫块，发出霉疮者，为杨梅瘟；小儿邪郁皮肤，结成大小青紫斑点，为葡萄瘟。此皆瘟疫之症，与温病因时之症之药，相去径庭[①]，决不能温、瘟混同立论也。

少逸此论，苦心分明，殊为确凿。然其谓温病之书不能治瘟疫，瘟疫之书不能治温病，则言之太过也。夫温为常气，瘟为杂气，二者截然不同。而究其病原，多从手太阴主治，若银翘散、桑菊饮、普济消毒饮，皆初起治病之良方也。故谓温、瘟与伤寒太阳病之症之治不同则可，谓温病之书不能治瘟疫则未可。况读叶香岩之《外感温热篇》，其诊舌各法，无论温热、瘟疫，俱可准此施治。戴麟郊之《广瘟疫论》，以之诊伏气温热，辨证大略相同。王士雄精于温病，以治温病大法，释注余师遇《疫病篇》，细及毫芒。由此观之，温热书何尝不可以治瘟疫哉？《伤寒》，治六气之书也，麻、桂、青龙等方，不可治瘟热。传至阳明及三阳各病，有是病则用是方。温热、伤寒，俱可通用，矧瘟疫多随四时常气而发，正宜按气候调治，而佐以解毒、搜邪、涤秽之品。学者诚能精参温热、瘟疫各书，而因心化裁以通其变，于治温大法措之裕如矣。

元和陆懋修云：吴氏书名"瘟疫"，而不知其所论但为温疫。戴氏专论温热，而不知其书之不可以名"瘟疫"。此直以温、瘟为二症，且以戴氏之五兼十夹，为主温热立论也。而按之杨栗山论说，谓仲景书言治温病，可刺五十九穴，只言温病，未有所谓瘟疫也。后人省"氵"加"疒"为"瘟"，即"温"字也。省"彳"加"疒"为"疫"，即"疫"字也。又如病证之"证"，后人省"登"加"正"为"证"，后又省"言"加"疒"为"症"，即"证"字也。古人并无"瘟"字、"疫"字、"证"字、"症"字，皆后人之变易耳。不可因变易其文，遂以"瘟""温"为两病，不知"温""瘟"多属时行之气，西人谓之"轻重热症"及"有毒热症"是也。凡初起恶寒，发热后即不恶寒，便谓之"温"。时行疫疠挟毒而发，便谓之"瘟"。其判症处当苦心分明，总不若西人之论"轻重热症"及"有毒热症"，为得执简御烦[②]之法也。

论戴麟郊五兼十夹

戴麟郊《广瘟疫论》，其辨症分五兼十夹，于热疫大法颇详备。窃以为十夹体会病情，精粹语尚多，五兼不过随时令、时行之气而发也。夫病既为瘟疫，则无论兼寒、兼风、兼暑、兼疟、兼痢，治其疫而病自瘳，一定不易之法也。

瘟疫、温热、伤寒，病原菌分别极清，不可含混。特我国尚无显微镜试验

---

① 相去径庭：相距极远。

② 执简御烦：亦作"以简御繁"，以简便的办法去对付复杂繁多的事情。

方法，今且依中学说解之。果系兼寒而脉浮数、浮弦、浮大，身痛、恶寒、无汗，于辛凉解毒方中，佐以透汗解表，若葱、豉、薄荷、杏仁、芦根、橘皮之类，自然汗出而解，寒邪悉去。若兼风而多汗，鼻塞、鼻鸣、嚏喷、咳嗽，试有如戴氏所云时疫着寒，能令病势增重，兼风反令病势易解。以寒邪主凝泣，则疫邪内郁，郁一分，病势增痼一分。风主游扬，则疫邪外疏，疏一分，病势解散一分。审其兼风而发者，桑菊饮治之甚妙。若夫兼暑、兼疟、兼痢，病状虽殊，病情则一。

夫温疫、温热多发于夏秋之间，其原由于暑湿。若时行，若疟痢，其病皆能传染，因其时有其气，故沿门阖境，靡不相同。西医之所谓菌，即中国所谓时行之气也。其为病多似疟，有陷下作痢者，有疟痢交作者。察其原，皆由时令发生之毒菌内侵，故不疟则痢，非痢则疟耳。或始虽患热疫，比及化疟，则病渐愈，并有患热疫腹痛频下，似痢非痢者。此等病，西医前以为染霉毒气。近今医学日进，乃以为寄生虫并霉菌之所传染耳。若依中法，以治时疟之例清其源，以治湿热之例塞其流，精参叶案，并熟读温热诸书，融会而化裁之，于兼暑、兼疟、兼痢诸治法，思过半矣。

疟由蚊嘴寄生虫螫人而发，痢由大肠杆菌而发，二者病原菌截然不同。然我国每有疟痢交作者，且有疟邪陷下作痢者，用仲景小柴胡汤加银花、天花粉，兼解肠热，并滑痢其肠，靡不取效。盖疟、痢同一病原者有之，此则检验霉菌未尽可恃也。金鸡那霜为治疟特效药，为其杀菌最有功力也。乃有服之而变痢，百药不效，必须用小柴胡汤治疟方法方效，则杀菌之药又未尽可恃也。噫！病变无穷，必拘拘于检查病原虫一法，谓确由镜检之目力所得，且鄙视中医法为影响模糊。呜呼！其然，岂其然乎？附识之，以告世之习东西医者。

夹痰水

饮入于胃经，蒸变而稠浊者为痰，未经蒸变而清稀者为水，痰与水一物也。痰能作热，水能作冷。时疫属热症，故夹者更增其热，脉症治法无甚参差。但于疫变中加瓜蒌、贝母，甚则加牛黄。夹水者，脉必数，而夹水在胸膈，其脉多缓，甚则迟弦，此脉夹水之辨也。时疫之舌，一经传里，即转黄、转燥、转黑。若有水在胸膈，则烦躁、谵妄、沉昏诸症备具。而舌色白润，间有转黄黑者，亦必仍有白苔。或满舌黄黑，半边夹一二条白色；或舌尖、舌本俱黄，中夹一段白色。此舌夹水之辨也。时疫胸满，心下硬痛，手不可按，一有水在胸膈，心下虽满痛，按之则软，略加揉按，则漉漉有声，此症夹水之辨也。

时疫见夹水脉症，虽有表症，不宜纯用辛凉发散。纯用辛凉，则表不解，而转见沉困。有里症，不可遽用苦寒，早用苦寒，必转加昏愦。此水气郁遏热邪，阳气受困，宜于清里药中加辛燥、利气、利水之品，以祛水气。迨水气去，郁遏发，然后议攻议凉，则无不效者矣。燥湿则半夏、苍术，利水则木通、苓、泽，利气则莱菔、草果、木香，甚至有至须用大戟、芫花者。在时疫虽属热邪，往往有投三承气、黄芩、白虎而不效，偶因温暖药收功者，遂相讼清热之非。不知热邪乃其本气，夹杂乃其间气者也。

璜按：温热时疫，夹杂痰水，舌白脘闷，谵妄昏烦，此症最多。于清热解疫方中加小陷胸法，甚者，加莱菔汁同煎最效。苍术燥液，苓泽泄阴通阳，均能助热添病，兹特补而正之。

夹　食

时疫夹食者最多，而有食填膈上、食入肠胃之不同。入肠胃则为阳明诸热症，治法备于三承气汤。惟食填胸膈，往往有脉沉手足冷者，误认三阴，投以温剂，亦无一毫热渴发见，但烦躁倍增，甚则一二日即死。盖胸中乃阴阳[①]升降之路，食填之则气闭，气闭则热郁于下，而无所疏泄。误温则热愈郁于内，故外无发热症，热郁于下，故上无口渴症。温热以出表为轻，入里为重，在浅为轻，在深为重。此症一温，则逼邪入里入深，以致速死，而不见热证也。如气色、神、舌、脉辨得为温热症，遇有脉沉、手足冷者，即当细询其胸膈。若痞塞闷满，即是夹食，再辨其舌苔白厚而微兼淡黄，益为食填胸隔上之明验，于治疫药中加桔、枳、青皮、莱菔、神曲、麦芽、山楂，甚则用吐法以宣之，使膈开而肠气宣达，而热症自见。当解表，当清里，自无误治。

璜按：夹食亦有人迎紧盛者，于清热方中重加莱菔子，消食破结，亦多取效。

夹　郁

时疫夹气郁者，初起疫症悉同，而多脉沉，手足冷，呕逆胸满，颇类夹食。但夹食为有物，为实邪，舌苔厚白而微黄，胸膈满痛，不可按而亦不移。夹气为无物，为虚邪，舌苔白薄，胸膈满痛，半动而可按。宜先宣通其郁，然后解表清里，自无不效。若不舒郁而徒发表，则里气不能外达，而难于彻汗，遽用清下，则上气不宣，多致痞逆。惟于表药中加苏梗、木香、大腹皮、香附等类，

---

① 阳：原作“肠”，据文意改。

以宣其气，则表易解。于清里药中加川贝母，以舒其郁，则里易和。贝母为舒郁要药，但力性缓，必用至五钱一两，方能奏效。

璜按：观夹痰水、夹食、夹郁等证，益知古人诊腹之法为治病者一大法门也。奈今人诊脉问症，便即处方，此医风所以日下也。敬告医者，切宜博考认病各方法，值科学发明时代，尤责无可辞。倘仅沿讹袭谬，因陋就简，将不免受天演之淘汰。吁！可畏哉！

夹精血

疫邪传里之后，积血颇多，治从攻里以解炎热，正治之法也。若本有内伤停瘀，复感时疫，初起一二日，疫症悉具，而脉芤或涩。细查其胸腹、胁肋、四肢，多有痛不可按而涩者，此胞膜肢体积血发肿之故。治法：解毒消肿之中，兼以行瘀，若银花、连翘、生地、甘菊、桃仁、红茶、归尾、元胡之属。痛较甚者，用法以退其肿，和脑筋以止其痛，则表邪自解，炎肿自除。若误认芤涩为阴脉，而投温剂，轻者变剧，重者危矣。

璜按：《内科全书》云：有霉毒气之地，常感成肝积血证。遇有发冷发热者，更可无疑。凡疟症，其脾大，其肝亦多积血。心房门户有所阻碍，则肺内之回管积血必多，故累及肝之回管亦多积血。初病则浑身不安，四肢腰骨酸痛。下午身热，舌苔黄，头痛胃弱，不思饮食，终日作闷，常觉胃肋牵扯重坠，闷郁不舒，而左睡则肝体无所托靠，牵挂不安。于右肋骨第五条至第七条，扣听肝部之声，便可分明。故无病者，其实声只在肝之四围不远。若有积血，则其声直至胃部与左胁间，亦皆实而不响。且医者应知，肝边较薄，声不实喑[①]，所扣实声处，只在肝边之上，可知声外尚余肝边许多，则其肝大之状，亦可概见。治法：用金鸡那霜二分半，么啡二厘，分四次和匀服。如欲再服，则用鸡那五厘至七厘，元明粉之轻泻药亦可用，并宜用柠檬水以利小便，腹外肝部用热水巾敷揩，与松节油擦摩，甚佳。

夹脾虚

温热时疫，挟湿寒者，舌苔必白厚，面色必萎黄，神情必倦怠，气息必虚促。于清热治疫方中，须济以温运脾阳。徒用寒凉及滋润等物，气逆痰升，神昏眼吊，大事去矣。戴麟郊论脾虚一症，不能确指其所以然，仅云表不能作汗，里不任攻下，或得汗而气随汗脱，得下而气随脱。此体气羸弱之病，不

---

① 喑：原作“暗”，据字义改。

尽关于脾虚也。脾虚则血中之白球必多，面色肢体变黄，故仲景曰在太阴者，身必发黄。因脾病而色现于外也。脾主为胃行其津液，其白血球则胃之津液所化生。热病日久，血质变弱，红血轮坏，脾质或变硬，或胀大，或白血球过多。其状左胁下痛，眼白轮微黄不清，面黄皮肤，身体困倦不支，口淡不喜食。

温病热疫至十余日，此病最常有。热疟脾体变坏，此症尤多。照中医治法，须运脾胃而佐以利湿开湿之药，如茵陈、皮砂仁、黄柏、泽泻、海金砂、木通之类，佐于清热方中。热减者，桂枝汤加茵陈、滑石亦妙。西医则用铁酒、信石水、金鸡那霜、了葛之属，久服以退血中之白血球，为最通行之法。窃意此病须以渗湿之药为主，以补血之药为佐，兼用温运以养血中之热力。热病后元气已复者，用温胃药加入针砂、茵陈、地鳖、元明粉之属，久服无不奏效。因特参中西各法，以备识者采择焉。

按：我国方书所谓脾虚，皆胃中湿寒之症也。以西医学说考之，脾主行血，凡血管所余之血，皆蓄泄于脾。疟疾及热症后之脾多肿，即其验也。《内经》有脾统血之说，故凡病之血虚、面黄、腹胀者，古人即谓之太阴症，以血虚脾无不虚也。西人所论之血薄症及血生白珠症，往往由脾与吸核先有积血，顿觉身体软弱血薄，作为无力，头晕且痛，耳鸣心跳，于是血弱而脾亦弱耳。若我国所云脾虚，多主胃寒、吐泻、腹胀而言。戴麟郊所言脾虚各症，如面色痿黄，神情倦怠，气息微促，心悸耳鸣，与西医书脾胀大、血生白珠之外候，若合符节。特未知其病原由脾积血，致血质因之变坏耳。究之脾虚诸症，实不外此，足见中医不事剖割，而神悟之性亦不可及也。中医以脾兼主消化，西医非之。最近医学，乃知剖割死质未全可恃，且知脾能生甜肉汁以化食物，足见我华自古在昔之神圣医理，为能通天地之变、性命之微也。

夹肾虚

时疫夹脾虚者为难治矣，夹肾虚者更为难治。盖脾虚不能运化津液，血质变坏，痿黄困倦，尚可佐温运以醒脾阳。肾虚则初起眩晕惊悸，腰膝痿软，时或手足逆冷者，医者颇难措手，况其中又有阳虚、阴虚之别。时疫必待汗下清而后解。肾阳虚者，一经汗下，则脱绝之症随见，必须时时谛察。凡在表，见腰痛异常，小便频数，膝胫逆冷，其人平日非淋浊阳痿，即遗泄好内。以此诊断，百不失一。若脉弦劲动芤，尤为遗浊、淋泄之确据。西医每谓脉潮于心，不能据以断各脏腑之病象，而素患淋浊者，其关尺竟确有此证佐，可见身体中气化之学，不可不讲也。审其肾阴虚者，可用生地、知母之属，照顾肾气。热盛当清者，生地白虎汤为佳。西医言肾失功用，每有神情昏倦，手足搐搦之变。若肾不能化血中之杂质，多致两足浮肿。窃谓热病缠绵日久，多有此两候。中医所谓“久病阴亏，穷必及肾”是也。

治法：以牛黄丸、紫雪丹安其神，以复脉辈消其肿，病无不愈。若病深发痉，汗多齘齿，大承气汤下之如神。营血虚而当滋清者，清营汤为主。屡清屡下而热更甚，舌上燥而无苔，或有燥苔，愈下而愈燥，皆阴虚之症。察其阳明，无实邪可据，以六味地黄汤，易生地，加知母。王太仆所谓寒之不寒，责以无水，壮水之主以制阳光者，此也。不应，则合生脉饮以滋水之上源。似此热势燎原，杯水难救车薪之火，必大作汤液，药味以两计，汤液以斗计。倘频灌而津不回，犹无根之木，本已先拨，更何法可沃其焦枯耶，直断为不治可耳。

璜按：《铜人经》云：肾有系二条，自肾而之膀胱，并行而之溲尿处，乃下极部分也。洋医云肾乃溺管、脉管、回管及筋膜互相叠里而成，以显微镜照之，了了可辨。则肾为司溺之经，与《内经》言肾为水脏，均确凿不移。戴麟郊以小便频数及淋浊遗泄属于肾症，自是切当。但肾虚必腰酸多溺，温热病之腰酸，常因热湿，尤宜剖析也。若神情昏倦，手足搐搦，洋医以为肾病，与《内经》“肾藏志”“白虎通肾所以智”之说，义实相通。盖肾精成而脑髓生，人之灵机，记性在脑，作强使巧莫大于是，此肾所以藏智也。肾虚则神情昏倦，精衰则智衰也。肾为水脏，阴液虚则肾虚，肝风内动则搐搦。吴鞠通于《温热·下焦篇》云：以复脉辈复其精，其神昏瘛疭者，大剂浓浊填阴塞隙，旨哉言矣。

夹亡血

疫症亡血有三：其一未病之先，素亡血而阴虚，一受疫则热邪乘虚煎熬，亡阴最易。解表清里，用药必须步步照顾营血。普济消毒饮之用元参，清荣汤之用丹参、生地，皆能清热和血，而不使热伤阴分。此等症切勿多用升药，一升而吐衄交作者，比比生平见之屡矣。其一当受病之时，忽然吐衄，女子崩漏甚，主血晕昏厥，势甚危急，亦热症常有也。病家但知血之可骇，往往不知受疫，医家亦忽其客邪，惟汲汲于止血，清凉滋补，多致危殆。不知血由热逼，惟当治热，邪解而血自止。此症不遽见于疫在表时，而见于发热数日之后，人犹易知。惟疫郁于阴经，而暴见此症者难识，以其症外无头痛发热之可据耳。但见微恶寒而大作呕，急当视其气色、神脉、舌苔，若舌有白苔，气息有一二疫象，即是邪毒。服猪胆汁止血最妙，或用丹参、丹皮、生芍、生藕、生莱菔汁、茅根汁、滑石之属。呕加藿香，胀加青皮，但治疫毒则血自已。脱血太甚，气欲绝者，加人参固中气。候疫症传变归经，然后按经治之。此疫血兼症之最危者，十中仅救一二之症也。其三疫邪大张，烦热燥渴而见亡血症，温热疫瘟之常候也。犀角地黄合白虎汤主之，《千金》吐血百治百瘥，十治十瘥。《千金》不传方亦好。

璜按：素有亡血者，阴气本亏。一感温热，邪气之鸱张必甚，清热之下，最宜刻刻育阴，清营汤甚妙。如因感温热而吐衄，生刮竹茹汤一二两煎服，或用生莱菔汁和蜜服，无不奏效。此余生平屡试屡验之法也。

夹哮喘

哮喘乃肺家素有痰火，一受疫邪，其湿热之气，从其类而入肺，发为哮喘。遇此，当察其色、神、脉、舌苔，有疫但治疫，其哮喘自除。于治疫药中加贝母、瓜蒌、淡豉、桑皮，疫邪、哮喘并解，法更精密。

璜按：喘无善症，在方书中几成为口头禅。哮喘更为顽痰，病发数次以后，甚难根除。温热而夹哮喘，热邪引动其哮，惟清热涤痰，频频服之，方可望愈。此条不过言其方治如此，效否非敢必也。

夹心胃病

时疫有兼心胃痛者，于其痛时，察其气色、神、脉、舌苔。若有一毫温热，但治温热。虽平时因寒而发，此则惟治其热。盖疫邪客于膜原，传于太阴，而发心胃之痼疾，于当用方中加入金铃子散、丹参、郁金、橘核、葱根、生芍、降香之类，使其透发于表而痛自已。若误认平常心胃痛，用桂、附、姜、萸，必致危殆。

璜按：此乃胃痛也。我国每以为心胃，原因未明。温热胃痛，但治其热，热退痛已，固属正论。然更有一种邪气，欲出而不得出，因之而胃痛者，用通络搜邪之品，使之由里出表，表热汗出，痛即立止。余于秋暑流行病中每见之。

夹　疝

疫邪夹疝，其肾囊少腹引痛，全是疝症。当照辨气、色、神、脉、舌苔法辨之，一有疫邪，不必治疝，但治疫则疝自消。若依常治疝法，用吴萸、桂、附、茴香诸燥品，轻者变囊痈，重者变为呃逆谵厥，昏沉而莫救矣。

璜按：疝症，最忌发炎。在感冒温热时，较之他症治法，尤须慎重。感疫时方夹疝者,治疫而疝愈。倘系久病,须审其化热与否,不宜冒昧。素本患疝,而后感温热者,徒治其热,疝岂能愈乎?况蜡疝必非服药可消,但须治温热,不必兼顾也。若用吴茱萸等药,是自求祸矣。

温热死候

《内经·刺热》云:太阳之脉,色荣颧骨,荣未夭[①],曰今且得汗,待时而已。与厥阴脉争见者,死期不过三日,其热病内连肾。

璜按:西医嘉约翰云:热病热度甚高,历久无汗,并大小便闭则危险。不知危险不专在无汗也,即汗出亦有死症。《内经》"刺热论"及"评热论"色脉互勘,指出种种死候。此盖古圣人达性命之微,通死生之故,始能言之,非西医所知也。《医门棒喝》注解,未及嘉言根据色脉之超妙,兹照录之。嘉言云:凡人有病,其色必征于面,而热病尤彰。今久邪内伏,其春发温,必始太阳。经脉红赤,热色先见,两颧如以采饰,热之先征也。荣饰之色,只颧骨一处,不交他处,病之浅者也。古经"荣未夭,曰今且得汗,待时而已",少需听其自解,此真诀也。大凡湿热自内出,经气先伤,虽汗多未解。(按:此等处医者最宜体认,所云不比伤寒之一汗即解也。)故云今且得汗,待时而已。至于与厥阴脉争见者死,太阳荣颧骨,少阴荣颊前,厥阴荣颊后,少阴荣两颐,谓太阳、厥阴、阴阳同时并交荣饰,此才名为"争见"。若只面呈一部,岂争见乎?争见赤紫滞晦,传经势重,已为主死,青黑克贼,十死不救矣。盖太阳水而生厥阴木,则发荣滋长,光华毕达,固有善无恶也。厥阴木而孕太阳水,则子藏母腹,勾萌尽达,亦默庇其根也。今外邪入而真藏逼见于面,夫是以死耳。其热病内连肾,身内百司庶职,惟肾独为政府,为厥阴母,水热垂危,求救于肾水,肾水足供,尚可以母子两全。肾水源流并竭,不母子俱困乎?可见神去则藏败,藏败则争见黧黑,岂脉色不由根心也哉?

《刺热论》云:少阳之脉色荣颊前,热病也。荣未夭,曰今且得汗,待时而已,与少阴脉争延者死。

嘉言云:右颊前赤色未交他处,待汗自已。若两颐黑色,与少阳赤色争见则死也。少阴经败,甚必入肾,肾藏发露,泉之竭矣,无阴以守之矣。少阳相火,少阴真火,上下交焚,刻顷俱为灰烬,诚劫灾也。传经势重,间有回天之手,至于肾内枯槁无救,颊颐紫黑,已见恶痕缕缕不数。此独阳无阴,如大

① 夭:原作交,据《内经·素问·刺热篇》改。

火聚，安得紫府丹台授以太阴神水乎？

《评热病论篇》帝曰：有病温者，汗出辄复热，而脉躁疾不为汗衰，狂言不能食，病名为何？岐伯曰：此名阴阳交，交者，死也。帝曰：愿闻其说。岐伯曰：人所以汗出者，皆生于谷，谷生于精。今邪气交争于骨肉而得汗者，是邪却而精胜也。精胜则当能食而不复热。复热者，邪气也。汗者，精气也。今汗出而辄复热者，是邪胜也。不能食者，精无俾也。病而留者，其寿可立而倾也。且夫《热论》曰：汗出而脉尚躁甚者死。今脉不与汗相应，此不胜其病也，其死明矣。狂言者失志，失志者死。今见三死，不见一生，虽愈必死也。

章虚谷曰：阴阳之气，本来相交而相生者，今因邪势弥漫，外感阳分之邪，与内发阴分之邪交合为一，而本元正气绝矣，故病名阴阳交。交者死，非阴阳正气之相交也。又曰：汗生于谷，谷生于精者，谓由本元精气化水谷以生津液，发而为汗，邪随汗泄，则邪却而精胜也。精气胜则当能食，以化水谷，是邪已泄则不复热矣。乃复热者，邪气未去也。其所出之汗，精气走泄也。故汗出而辄复热，是精却而邪胜也，所以不能食精无俾也。俾者，倚藉之谓，其病虽留连，其寿可立待而倾也。古论云：汗出而脉躁盛者死，正谓其精却而邪不去也。若邪去而精气存，脉即静矣。今脉与汗不相应，则精气不胜邪气也，其死明矣。且狂言是失志，失志者死，一也；汗出复热，精却邪胜，二也；汗与脉不相应，三也。今见三死症不见一生症，虽似愈，必死也。

瓒按：王士雄谓：温病误作伤寒治，妄发其汗，多有此候，真乃阅历之言。

《玉版论要》曰：温病虚甚死。吴鞠通曰：病温之人，精血虚甚，则无阴以胜温热，故死。

温病发于三阴，脉微足冷者，难治。温病大热，脉反细小，手足逆冷者，死。温病初起大热，目昏谵语，脉小足冷，五六日脉反躁急，呕吐昏沉，失血痉搐，舌本焦黑，脉促结代沉小者，皆死。温病汗后身热，脉反盛者，死。

《热病篇》曰：热病三日而气口静、人迎躁者，取之诸阳五十九刺，以泻其热而出其汗，实其阴以补其不足者。吴鞠通曰：人迎躁，邪在上焦，故取之诸阳，以泄其阳邪。阳气通，则汗随之。实其阴以补其不足者，阳盛则阴衰，泻阳即阴安其位。泻其有余，即所以补其不足也。又曰：实其阴以补其不足，此一句实治温热吃紧大纲。盖热病未有不耗阴者，其耗之未尽则生，尽则阳无所留恋，必脱而死也。

热病七八日，脉微小，溲血，口中干，一日半而死。脉代者，一日死。

热病七八日，脉不躁，或躁不散数，后三日中有汗。三日不汗，四日死。

热病已得汗，脉尚躁喘，且复热喘甚者，死。

热病不知痛处，耳聋不能自收持，口干，阳热甚，阴颇有汗者，热在髓，死不治。沈月南曰：髓者，主阴之精，骨之充也。邪入最深，乃为髓热，肾气败绝，故至死也。

热病汗不出，大颧发赤，哕者，死。沈曰：汗不出，阴无力也。颧赤谓之戴阳，面戴阳，阴不足也。哕者，邪犯胃府，胃虚甚也。本原亏极，难免死矣。

热病泄而腹满甚者，死。沈曰：邪伤太阴，脾气败也，故死。

热病目不明，热不已者，死。沈曰：目不明，脏腑之精气竭也。热不已，表里之阴气竭也。故主死。

璜按：此亦热冲于脑之象。（汪谢城据《难经》谓：阴脱而热犹不已，故死。见解亦超。）

热病汗不出，呕下血者，死。沈曰：汗不出，阳盛阴亏而闭也。再呕下血，邪深血分，阴伤尤甚，故死。

璜按：汗不出，热无出路，甚至加重，此西医所忌也。呕而下血，小肠炎、重热症多有之，每成死候，读西说自知。

热病，舌本烂，热不已者，死。沈曰：心肝脾肾之脉，皆系于舌本。舌本烂，加之热不已者，三阴阴绝也，故死。

璜[1]按：此症服育阴解热之品，热退可生，璜曾治而愈之。

热病咳而衄，汗出不至足者，死。沈曰：咳而衄，邪在肺经，动阴血也。汗不至足，尤为真阴亏竭，故死。

热病热而痉者，死。腰折瘛疭，齿噤龂也。沈曰：痉风，强病也。凡脊背反张曰腰折，肢体抽搐曰瘛疭，牙关不开曰噤，切齿曰龂，皆痉病也。此以热极生风，大伤阴血而然。既热且痉，乃为死症。

璜按：此证遵《金匮·痉症门》，用大承气汤下之，取效捷于桴鼓，真起死回生之方也，屡试屡验。

热病已得汗，而脉尚躁盛，此阴脉之极也，死。其得汗而脉静者，生。吴鞠通曰：汗后脉躁，阴虚之极，故曰死。然能以甘凉药沃之得法，亦有得生者。

热病者，脉尚躁盛，不得汗者，此阳脉之极也，死。脉盛躁，得汗静者，生。吴鞠通曰：脉躁无汗，阳盛之极。阳盛而至于极，阴无容留之地，故亦曰死。虽然较前阴阳俱静有差，此症犹可大剂急急救阴而有活者。即已得汗，阳脉躁甚，邪强正弱，正尚能与邪争。若留得一分津液，便有一分生理，贵在

① 璜：原无，据上下文补。

留之得法耳。至阴阳俱静，邪气深入下焦，阴分正无捍邪之意，直听邪之所为，不死何待？

璜按：我国医学，温热死症，分别详明。医者于此，于轻重缓急之间，自有把握。而近世西医，就热度表及察心力盛衰以辨死症，亦可为诊断之助。查西医云：热度之高达四十二度以上，暂时即足致死。或三十九度至四十度，纠缠不解，则无论本属如何，终归于死。其死候大概由心力之衰弱，最居多数。而体力消耗，更益以传染菌之作用者，衰弱尤甚。此心力衰弱有变在顷刻者，症名虚脱。此等症非温热固有之症，大多数由传染病，或中毒，或吐血下血，或泻痢，体温急下，剧性神经障害，每每见之。在轻症，只见手足末梢部冷厥。剧症，则皮肤苍白，容颜衰萎，身体冷厥，神气昏沉，脉形细小，呼吸似无，五官冥然罔觉。中医每以为阳脱，不知此乃心脏大衰，血行无力之征也。热证所以虚脱而死，正为此心力衰弱之故。危重之传染症，其初期有体温亢进不甚而亦死者，此盖由传染毒菌之妨害，而非因热以致死也。

中西温热串解卷三

闽同安吴锡璜撰述
弟珣甫　锡琮参订
男道卿树仁　植卿树萱同校字

脉　辨

脉浮紧，恶寒，谓之伤寒。脉数，寒少热多，谓之温病。脉缓，恶风，谓之伤风。脉盛，壮热，谓之热病。脉虚，身热，谓之伤暑。医者不可不辨。

凡温病脉，不浮不沉，中按洪长滑数，右手反盛于左手，总由怫热郁滞，脉结于中故也。若左手脉盛，或浮而紧，自是感冒风寒，非温病也。凡温病脉，怫热在中，多见肌肉之分，而不甚浮。若热郁少阴，则脉沉伏欲绝，非阴脉也，阳邪闭也。

凡伤寒，自外之内，从气分入，始病恶寒发热，一二日不作烦渴，脉多浮紧，不传三阴，脉不见沉。温病由内达外，从血分出，始病不恶寒而发热，一热即口燥咽干而渴，脉多洪滑，甚则沉伏。此发表、清里之所以异也。

凡浮诊中诊，浮大有力，浮长有力，伤寒得此脉，自当发汗，麻黄桂枝证也。温病始发，虽有此脉，切不可发汗，乃白虎泻心症也。生死关头，全于此分。

凡温病，内外有热，其脉沉伏，不洪不数，但指下沉涩而小急，断不可误为虚寒。若以辛温药治之，是益其热也。所以伤寒多从脉，温病多从症。盖伤寒风寒外入，循经传也；温病怫热内炽，郁于经也。

凡伤寒，始本太阳，发热、头痛而脉反沉者，虽曰太阳，实见少阴之脉，故用四逆汤温之。若温病始发，未尝不发热头痛，而见脉沉涩而小急，此伏热之毒滞于少阴，不能发出阳分，所以身大热而四肢不热者，此名厥。正杂气怫郁，火邪闭脉而伏也，急以咸寒大苦之味，大清大泻之，断不可误为伤寒。太阳始病，反见少阴脉沉，而用四逆汤温之，温之则坏事矣。又不可误为伤寒阳厥，慎不可下而用四逆散和之，和之则病甚矣。盖热邪亢闭，阳气不能交接于四肢，故脉沉而涩，甚至六脉俱绝，此脉厥也。手足逆冷，甚至通身冰凉，此体厥也，即仲景所谓阳厥“厥浅热浅，厥深热深”是也。下之断不可迟，非见真守定通变达权者，不足语此。

璜按：王士雄说谓沉细之脉，亦有因热邪闭塞使然。形症实者，下之可生，未可概以阴脉见，而断其必死。凡热邪壅遏，脉多细实迟涩，按证清解，自形滑数，不比内伤病，服凉药而脉加数为虚也。又马元仪谓：三阳症亦有脉微弱不起者，以邪热抑遏，不得外达，待清其热，则脉自起，勿谓阳衰脉微也。二公论脉与栗山前说均合，乃经验日久，确切不易之理解，为医者当切记之。

凡温病，脉洪长滑数者轻，重则脉沉，甚则闭绝。此辨温病与伤寒脉浮、脉沉异治之要诀也。

凡温病，脉洪长滑数兼缓者易治，兼弦者难治。

凡温病，脉沉涩小急，四肢厥冷，通身如冰者，危。

凡温病，脉两手闭绝，或一手闭绝者，危。

凡温病，脉沉涩而绝，状若屋漏者，死。

凡温病，脉浮大而散，状若釜沸者，死。

诊舌法

舌者，心之窍。凡病俱现于舌，能辨其色，证自显然。假如津液如常，口不燥渴，虽发热尚属表证。若舌苔粗白，渐厚而腻，是邪已入胃，挟浊饮而欲化火也，此时已不辨滋味矣。再由厚腻转为黄色，邪已化火。倘热甚失治，则黄苔变黑，胃火亢极。若厚苔渐退，而舌底红色，为火灼水亏，此表邪之传里者也。间有脾胃虚寒者，则舌白无苔而润，甚者连唇口面色俱萎白。此因受湿，胃无火力也。胃热者，舌中苔黄而薄。心热者，舌尖必赤，甚者起芒刺。肝热者，舌边赤或有芒刺。其舌中苔厚而黄者，胃微热也。舌中苔厚而黑燥者，胃大热也。倘唇口俱黑，则胃将蒸烂矣。再有舌黑而润泽者，属肾虚也。若满舌红紫色而无苔，此名绛色，温热发于营分，亦多有之。更有病后绛舌如镜，发亮而光，或舌底溢干而不饮冷，此肾水亏极也。以上验舌色之大略如此，视其色，即知其病之所在矣。

璜按：热病一二日，舌上每有厚白腻苔，此病我国名医主开泄温痰，百试百验。考近世西洋医学说，则以为胃液盐酸减少，消化机及吸收机衰弱，以致食欲缺乏，味觉变常，口内涸燥，舌上生苔。此等消化力弱，实由病原菌之障害消化器使然。究之西医所谓消化器，即肠胃也。所谓病原菌，即我国医学所言之邪气也。是篇言邪已入胃，挟浊饮而化火，与西说若合符节。特当时未有显微镜之检查，故无病原菌可言耳。究之诊舌大法，西疏我密，西略我详。吴坤安、何廉臣二家诊舌法，尤为博大深微。兹摘录之。

病之经络脏腑、营卫气血、表里阴阳、寒热虚实，毕形于舌，故辨感症，以舌为主，而以脉症兼参之，此要法也。兹将舌之部位形色，详列于下。

部　位

满舌属胃，中心亦属胃；舌尖属心，舌根属肾；两旁属肝胆，四畔属脾。舌尖属上脘，舌中属中脘，舌根属下脘。

形　色

白苔肺经，绛苔心经，黄苔胃经，黑苔脾经。紫色肾经，焦紫起刺肝经，青滑肝经。

诊　察

白苔肺经，候卫分、气分之表邪也。

肺主卫，主气，主皮毛。风寒先入皮毛，内应乎肺。又太阳亦主一身之表，故散肺分之邪，亦即以疏太阳之表。观仲景麻黄汤方，意可知。舌无苔而润，或微白而薄者，风寒也。外症必恶寒发热而口不渴，宜温散之。

璜按：此等舌苔，无病人多有之。此乃风寒初感，故舌苔尤甚转变，应照风寒外感，用温散之法。以恶寒口不渴，非温热病也。

舌苔白而燥刺者，温邪也。外感初必微寒，继即发热不已。此邪在手太阴肺经，宜凉散之，忌足经辛温药。舌白而粘腻者，温邪在气分也。外症必发热头重，身痛而口不渴，宜解肌去湿，如杏仁、滑石、紫苏、二陈、二苓之类。

璜按：此湿邪在气分之正治也，原本桂枝、秦艽未合，今易之。

肺分虽兼太阳，惟寒邪可用足经辛温药。若风温入肺，症见发热口渴，咳嗽喉痛，舌苔白燥，或白兼边红，治宜轻清凉解肺经，如焦栀、豆豉、桑叶、杏仁、瓜蒌皮、象贝、前胡、薄荷、苏子、黄芩、桔梗之类。

绛苔心经，候营分、血分之温热也。

心主营，主血。舌苔绛，燥邪已入营中，宜清络中之热、血分之火，忌用气分之药。凡温邪从口鼻入上焦，心肺先受。如舌苔先白后红者，邪先入气分，后入营分也。如初起舌即绛色者，邪不入气分，而入营分也，宜清解营分之热，如犀角、生地、丹皮、元参、竹叶、连翘之类。

璜按：治温热病，入手即宜分别气分、营分。果系在营，便宜清营，不得以病正在初起，而不敢用血药也。暑邪温疫，诊断及治热均同。

凡白苔，邪在气分，宜解表，忌清里。绛苔，邪在营分，宜清热，忌发汗。

璜按：此治温病、暑疫，在气在营，一定不易之要诀也。

黄苔胃经，辨阳明里证之热邪也。

邪入手经，以舌之绛白，分心营肺卫矣。邪入足经，又当以舌之黄白，分表里施治也。盖白苔主表，黄苔主里；太阳主表，阳明主里。故黄苔专主阳明里证。辨症之法，但见舌苔带一分白，病亦带一分表，必纯黄无白，邪方离表而入里。

璜按：邪在阳明之表，未入阳明之里者，古人每以栀子豉汤主治。

如见舌苔白中带黄，或微黄而薄，是邪病入阳明，犹带表症，微兼恶寒，宜凉散之。如黄而兼燥，外症不恶寒反恶热，是伤寒外邪初入阳明之里，或温热内邪欲出阳明之表，斯时胃家热而未实，宜栀豉、白虎之类，清之可也。如厚黄燥刺，或边黄、中心焦黑起刺，脐腹胀满硬痛，乃阳明里症也，承气汤下之。

璜按：此伤寒传胃化热之治法，温热暑疫、邪入阳明，治法均同。《难经》谓热病皆伤寒之类，谅哉斯言。

鲜红胆经，候少阳内发之温邪也。

少阳以木火为用，温邪内发，必借少阳为出路，乃同气之应也。如淡红嫩红、白中带红，是温邪之轻者。初起微寒，继即发热不已，口渴甚者是也。

璜按：此条未必是少阳症，盖温病因时感而发者，多有此候。大概鲜红比绛色为轻，仍属血热，不必琐分之为胆热也。胆为游行之府，胆汁敷布于胃，即能助胃化食。若黄疸腹胀、饮食不消，即胆之病也。《伤寒论》以口苦为少阳病，殊有的见，盖以胆汁入胃而口苦也。今乃仅以鲜红属之胆经，毫无胆之病状，而观下节所用药，仍以犀角、翘、丹、生地、元参清血，安见其为少阳之温邪耶？古人著书，大率有牵扯附会之处，此亦其一也。

如纯红、鲜红起刺，此胆火炽而营分热，宜犀角、翘、丹等法解之。如不解，此温邪伏于少阴，而发于少阳之表也。症非轻渺，速宜重加生地、麦冬、元参之类，以滋少阴之水，而少阳之火自解矣。大忌风药。又风温、暑疫等症，见舌苔鲜红者，当从少阴治。

璜按：少阴主血，此条仍主清，手少阴之血可见鲜红，仍热在营分也。

黑苔脾经，辨太阴湿土之寒热也。

太阴湿土所主，而水就湿，故脾家见症，每每舌见黑色。如舌苔灰黑而滑者，此寒水侮土，太阴中寒症也。外症腹痛吐利，手足指冷，六脉沉细，宜理中汤主之，甚加附子。如杂证而现黑滑苔者，必是湿饮伤脾，宜温中和脾逐饮治之。如白苔而兼带灰黑色，更兼黏腻浮滑者，此太阴在经之湿邪，是从雨雾中得之，宜解肌渗湿，如五苓加羌防之类。如白带黑点，或兼黑纹而黏腻者，亦属太阴气分之湿，宜行湿和脾。如黄中带黑，而浮滑黏腻者，是足太阴湿热内结，宜利湿清热。如黑而燥刺，是阳经注入太阴之热邪，宜清火解毒，兼阳明治。如屡清不解，腹无痞满硬痛之症者，不可妄投承气，是胃中津液干涸，少阴肾水不支，宜大小甘露饮主之。如舌苔黑刺，大便秘结，脐腹碍满耕痛，此燥矢为患也。承气汤下之，仍从阳明治。若黑而坚敛，焦刺如荔子形者，乃阳亢阴竭、胃汁肾液俱涸也，不治。诸书但以黑苔为肾气凌心，水来克火，百无一治，语尚未确。

邵仙根云：此系肾阴胃液俱竭，阳热亢极，阴涸而死，故曰不治。不得已，用大剂滋阴清热之法，药勿间断，希救万一。又有以舌之五色分五脏，乃五行之死法，不足以测感症之变。

璜按：脾为行血之脏，西法至今功用未明，而热症、疟疾动辄脾肿，往往酿成血薄症。面黄腹胀，气微喘，四肢无力，身体倦怠。诊其舌，每淡红，或白而无苔，生平见此症多矣。是篇以黑苔属脾，取太阴湿土水就湿之义，从气化探原，立论亦合。然脏腑挟痰饮之湿，每见黏腻苔，或黄或白，以宣通气分为治，又不专在太阳一经也。湿结太阴，宜用苦辛开法，与阳明迥别。阳明实满，舌苔老黄燥裂。太阴湿满，舌苔白而黏腻；阳明实满，满及脐下少腹。太阴实满，满在心下胃口。又安舌苔之必变黑也，即以黑苔论，胃燥阴枯者有之。寒结在脏，舌苔黑滑者，又有之，亦不尽关于太阴。此节言黑苔属脾，仅根据湿土而言，乃正论，非定论也。若以西法互勘，则于义难通矣。

紫色肾经，察少阴本脏之虚邪也。

六经惟肾无实症，故仲景于少阴症中，揭出脉微细、但欲寐为主病，示正气之虚也。

璜按：脉微细，但欲寐，病足经而及手少阴心也。脉者，血脉与心之跳动相应。心阳盛则脉大，心阳虚则脉细。西说谓脉之大小关于脉管之广狭，不思脉有乍大而乍小者，岂其动脉管忽广忽狭，有是理耶？况遗精白浊之久者，其脉每弦大而芤，岂遗精白浊之人能使脉管变大耶？璜临症三十年，知脉法惟我国最精最粹，西医不及也。病至少阴，气衰血弱，心房之运血力亦减少，故脉微细、但欲寐耳。症有虚即有实，此言其虚者耳。若云无实症，彼少阴之三急下症，独非实症耶？以此知《伤寒论》之不可不读也。

如舌形紫燥，唇焦齿黑，二便俱秘，此为阴中兼阳。可兼阳明以治，犀角、地黄、甘露饮之类。凡舌形圆大胖嫩，皆属足少阴虚症。不拘伤寒杂症，如见舌色紫如猪肝枯晦、绝无津津液者，此肾液已涸，不治。痢疾见此苔，胃阴已竭，必死。伤寒更衣后，舌苔顿去，而见紫色如猪肝者，此元气下泄，胃阴已绝，不治。如舌苔去而见渍红有神者，佳。

焦紫肝经，辨厥阴阳毒之危候也。

凡舌苔焦紫，起刺如杨梅状者，此阳邪热毒已及肝脏，险症也。大便秘者，急以更衣丸下之，金汁、人中黄之类大清大解之。

璜按：此症余曾以大剂清解养津得效。但病至此，其人每多烦渴不寐，原文本言及病情，殊不可解。

凡舌苔两旁有红紫点者，肝脏伏毒也。大凶之症，急用犀角尖、人中黄透之解之。

青滑肝经，辨厥阴阴毒之危症也。

凡舌苔青滑，乃阴寒之象，急宜四逆、吴茱萸温之。外症若见面青唇紫、囊缩、厥逆筋急、直视等症者，厥阴败症也，不治。

璜按：舌苔青滑，亦有因于痰者。余尝见一人，舌有两条青色，由舌根直达舌尖，背常恶寒，时患痰嗽，服温药则发喘，清早泄泻，服暖肾药则益甚。后借用《吴门治验录》合欢枝、金萱花等类，和入除痰养胃之品，而青色悉化，不得谓青滑概属寒症也。附识于此，以就正有道云尔。

凡舌苔紫焦如刺，厥阴热毒难治。青滑，厥阴寒，吴茱温之则愈。

璜按：周雪樵曰，舌膜与消化器、各脏俱连，故能显消化部之病。又与津液器、循环器有密切之关系。验苔之法，以润、燥为两大纲，血热而多则色红，血寒而小则色淡。若胃有燥粪，胆汁无事，则逆流而上，其色即黄。其所以色黑者，表明血中有毒也，而舌与心、肺、肝、胃、大小肠等相关，故苔色为治病第一要据。

西医柯为良曰：凡舌上面有刺，刺中有脑蕊，能主尝味，亦有苔，用以察病最为有益。西医合信氏曰：验舌苔形色干湿，可辨表里。

看舌十法

一曰老嫩。凡物之理，实则其形坚敛，其色苍老；虚则其体浮胖，其色娇嫩。而病之现于舌也，其形与色亦然。故凡病属实者，其舌必坚敛而兼苍老。病属虚者，其舌必浮胖而兼娇嫩。

二曰干润。干者，津乏而燥。润者，津足而滑。凡病初起而舌即干者，中竭可知。病久而舌尚润者，液存可识。望之若干，扪之却润者，若湿热蒸浊，其色鲜绛；若瘀血内蓄，其色紫暗。望之若润，扪之却燥者，若气浊痰凝，其苔厚；若气虚伤津，其苔白薄。又凡阴虚阳盛者，其舌必干。阳虚阴盛者，其舌必滑。阴虚阳盛而火旺者，其舌必干而燥。阳虚阴盛而火衰者，其舌必滑而湿。

三曰荣枯。荣有光彩，凡病皆吉。枯无精神，凡病皆凶。

四曰胀瘪。胀者，肿也，或水浸，或痰溢，或温热上壅。瘪者，瘦也，或心虚，或血枯，或内热消肉。

五曰软硬。软者，柔也，气液自滋。硬者，强也，脉络失养。

六曰歪碎。歪者，斜偏一边也，痉痱与偏枯常有。碎者，血痕伤迹也，舌衄与抓伤当辨。

七曰舒缩。舒者，伸也。伸之无力者，虚气也。欲伸如有线吊者，或经或脉，非燥即寒也。麻木而伸不出者，内风挟痰也。伸以舐[①]唇者，心热脾燥也。伸出不收者，脾涎浸也。伸出弄唇者，中蛇毒也。缩者，卷也。边卷者，胃液燥极也。汤饮润之而仍坦者，病去而舌未和也，尚可治。卷而缩短者，厥阴气绝也，不治。垢腻揩去而仍缩者，亦不治。

璜按：何廉臣所订之看舌法，若老嫩、若干润、若荣枯、若胀瘪，语语切实，具有体会。"歪碎"二字，殊不典切[②]，且此病亦少见。若云痉痱偏枯，则必口眼皆歪，而舌仍随之。此乃脑筋病也，与温热病无涉。且见此舌乃由脑部牵累而及，非辨症之要点。其中有透舌之脑筋失力，致舌转掉不灵者，何以并不言及耶？至伸缩不收，乃病重扰害神经，忘却收回，热症多有之。云"脾涎浸"，于理难通，试质诸医学家，然乎否耶？

八曰战痿。战者，颤掉不安，蠕蠕微动也，皆舌、脑筋战动使然。舌多红色，如深红、赤红而战者，宜清降，三黄石膏汤等；紫红、瘀红而战者，宜寒泻，白虎、承气汤等；淡红而战者，宜峻补，十全大补汤等；鲜红、灼红而战者，宜滋补，六味地黄汤等。此舌虚火实火皆有之，均里症，无表症，误治即坏。旧说指为汗多亡阳，或漏风所致，且不详辨，而概用温补，谬也。痿者，软而不能动也，为舌脑筋麻痹所致。淡红而痿者，宜补气血，人参养营汤等；深红而痿者，宜凉气血，犀角地黄汤等；赤红而痿者，宜泻心导赤，导赤各半汤等；紫

① 舐：通"舔"。

② 典切：典雅贴切。

红而痿者，宜清肝泻腑，犀连承气汤等；鲜红、灼红而痿者，宜滋阴降火，知柏地黄汤等。惟绛红而痿者，阴亏已极，无药可治。旧说只云红痿而不分类，疏甚。

九曰凸凹。凸者，起瘰也，为枭毒内伏。凹者，缺陷也，为脏形痿顿。

璜按：此节所论之战痿，根据西说，言由脑筋使然，于法亦精。而以我国学说勘之，肝风将起，舌多战痿，危症也。大率津枯者，每见此舌。至舌凸，多由热毒恒多。热炽大渴。凹者，余生平从未见之，不敢强解。

十曰浓淡。舌色本红，淡于红者，血虚也；淡红无苔，反微似黄白苔者，气不化液也。甚则淡红带青者，血分虚寒也，妇人子宫冷者常有之，久痢虚极者亦有之。浓于红者为绛，血热也。尖绛者，心火上炎也；根绛者，血热内燥也；通绛无苔及似有苔黏腻者，血热又挟秽浊也。绛而深紫，紫而干晦者，肝肾竭；紫而润暗者，中脘瘀。舌本无苔，而隐隐若掺烟煤者，多兼烦渴。平素胃燥舌也，若不渴肢冷，即属阴症；舌光黑无苔而润者，虚寒积水也。

辨苔十法

一曰有无。病而有苔者多里滞，无苔者多中虚。病本无苔而忽有者，胃浊上泛；病本有苔而忽脱者，胃阴将涸。

璜按：必兼舌燥，方为阴涸。

二曰厚薄。苔薄者，表邪初见。苔厚者，里滞已深。

璜按：苔薄，乃胃气，非病也。厚由里滞，则通矣。

三曰松腻。松者无质，揩之即去，为正足化邪。腻者有地，揩之不去，多秽浊盘踞。

璜按：此解殊精。

四曰偏全。全者，苔满布也，多湿痰食滞。偏者，苔或偏外偏内也。凡外有内无，邪虽入里未深，而胃气先匮；内有外无，里邪虽减而胃滞依然。

璜按：舌心无苔，真阴素亏，好色之徒多有之。兼紫绛者，尤伤精之象。

五曰糙黏。糙者秽浊，黏者痰涎。

六曰纹点。苔有断纹者，土燥水竭。苔点如粞[1]者，内虫蠹蚀。

七曰瓣晕。凡黑苔起瓣，皆脏腑实热已竭，或因六气之燥火灼烁，或因百药之燥火逼迫。燥火与毒火交战于中，熏蒸于上，而成此舌苔者，犹之当

---

① 粞：碎米。

暑炎热，土木生菌，惟大雨时行，即自销灭。可知舌有黑瓣，非大寒凉药，断难起死回生。此证多大热大渴，口开吹气，或绞肠痛绝，或头脑胀痛求死，或口噤不言，或浑身发臭难闻，或猝然仆地、不省人事、双目直视不等。不论见何怪脉，舍脉凭舌，看黑瓣尚未敷满，仍可救治。急用十全苦寒救补汤（生石膏八两研粉，生知母六钱，黄柏四钱，黄芩六钱，黄连、生大黄、芒硝各三钱，生陈厚朴一钱，生枳实钱半，暹犀角尖四钱），四倍石膏，或分为三黄白虎汤及大承气汤，用两罐煮之，不拘时刻，不次急投。凡言不次者，皆不限定剂数，须轮流急灌，服至黑瓣渐退，舌底渐红，则病愈。知此法者，虽危不死，倘不明利害，忌服苦寒，或不敢多服，必死无疑，别无救法也。如旧说云：见此舌不可用药，虽无恶候，脉亦暴绝不治。此拘于切脉，无知妄断，医家卸肩[①]之积习耳。

璜按：此节辨症用药，极有胆识，有功医门不少。

梁特岩先生曰：余于辛卯七月，道出清江浦，见船户数人，同染瘟病，浑身发臭，不省人事，医者俱云不治，置之岸上，徐俟其死。余目击心悯，姑往诊视，皆口开吹气，舌则黑苔黑瓣底。其亲人向余求救，不忍袖手，即教以用十全苦寒救补汤，生石膏加重四倍，循环急灌，一日夜连投多剂，病人陆续泻出极臭之红黑粪。次日，舌中黑瓣渐退，复连服数剂，三日皆痊愈。是时清江疫疠大作，未得治法，辄数日而死，有闻船户之事者，群来求治。切其脉，皆怪绝难凭；望其舌，竟皆黑瓣底。均以前法告之，其信者，一二日即愈。其稍知医书者，不肯多服苦寒，仍归无救。余因稍有感冒，留住十日，以一方活四十九人，颇得仙方之誉。

若舌苔灰色重晕者，此温病热毒传遍三阴也。热毒传内一次，舌增灰晕一层，最危之证，急用凉膈散或双解散、黄连解毒汤、大承气汤下之。一晕尚轻，二晕为重，三晕必死，亦有横纹二三层者，与此不殊。旧说如此尚合理，惟热毒传里已深，凉膈、双解二方，嫌有表药，尚不恰合。解毒汤太轻，大承气仅能利下，而未能透凉脏腑，不如用十全苦寒救补汤，加四倍生石膏，不次急投，服至灰晕退净为止。虽见二三重晕，均能救活。

八曰真假。凡舌有地质而坚敛苍老，不拘苔色白黄、灰黑，揩之不去，刮之不净，底仍粗涩黏腻、不见鲜红者，是为真苔，中必多滞。凡舌无地质而浮胖娇嫩，不拘苔色白黄、灰黑，揩之即去，刮之即净，底亦淡红润泽、不见垢腻者，是为假胎，里必大虚。即看似苔色满布，饮食后苔即脱去，舌质圆浮胖嫩

---

① 卸肩：推卸责任。

者，亦属假苔。他如食枇杷则苔色黄，食橄榄则苔青黑，此为假色之染。苔有地质与无地质，此虚实之一大关键也。

璜按：苔浮舌上，揩之即去，邪浅正复者多有之。必谓假苔属虚，岂食枇杷、橄榄染色亦属虚证耶，殊有语病。

九曰常变。凡舌苔始终一色，不拘白黄、灰黑，即有厚薄滑涩、干润浓淡之各殊，总属常苔。凡舌一日数变，或由黄而黑，或乍有乍无，乍赤乍黑者，皆为变苔。故察舌之确切，虽不同脉理之微茫，而其苔之易于变幻，较脉象为尤速。此又为验舌者所不可不知者也。

璜按：此临症有得之言。

十曰苔色。白而薄者，寒邪在表，或气郁不舒；白而厚者，中脘素寒，或湿痰不化；黄苔薄而滑者，表犹未罢，热未伤津；黄苔有质地而浊者，邪已结里。若浊愈甚，则入里愈深，热邪愈结，黑苔焦枯，为火炽水竭；久病舌起烟煤者，属胃虚液涸。又如苔色淡白者，多寒有水，及发纹满布者，多湿。其色黄厚者，多滞；带灰及干砂刺点者，多热。色见黄白，间或焦黑者，气分化燥；舌色绛红，间或光亮者，血分受热。平日多黄苔，其人必胃热；多红色，其人必营虚。至于如水黑青色为虚寒，如咸腻厚者为瘟疫，此皆一定不易之看法。

璜按：此节语语精实，真不厌百回读，我国医学最精最妙之法也。

察色八法

一曰白色。白色为寒，表病有之，里证有之，而虚者、热者、实者亦有之。其类不一，故白色舌苔，辨病较难。

凡白净滑薄，其苔刮去即还者，太阳经表受寒邪也。白浮滑而带腻涨，刮之有净有不净者，邪在少阳经，半表半里也。全舌白苔，浮涨浮腻，渐积而干，微厚而刮不脱者，谓刮去浮面而其底仍有寒邪，欲化火也。辨伤寒舌，大约如此。

至若杂病之人，舌白嫩滑，刮之明净者，里虚寒也。无苔有津，湿而光滑，其白色与舌为一，刮之不起垢泥，是虚寒也。白厚粉湿滑腻苔，刮稍净，而又积如面粉发水形者，里寒湿滞也。舌白粗涩兼有朱点、有罅纹之苔，及白干胶焦燥满苔，刮不脱，或脱而不净者，皆里热结实也。此舌颇多，其苔在舌，比之面上敷粉，刮之多垢，其白色与舌为二物。是热也，与前论之虚寒舌相反。当认明此苔由浅而深，将黄未黄，或竟变黑者，宜用枳实导滞汤急下之，不可用温补药。

马良伯云：有舌厚腻如积粉者，为粉色舌苔。旧说并以为白苔，其实粉与白，一寒一热，殆水火然。温病温疫时行，并外感秽恶不正之气，内蓄伏寒化热之势，邪热弥漫，三焦充满，每见此舌与热在阳经者异，与腑热燥实者亦异，治宜清凉泄热。粉苔干燥者，则急宜大黄黄连泻心汤等，甚或硝黄下之。切忌拘执旧说，视为白苔，则大误事矣。此与吴又可说大同小异。惟王晋三谓：戊午岁，自春徂秋，民病无论三因，舌苔白者居多，有白滑、白屑、白粉之异，用姜附则白苔厚而液燥，用芩连则手足冷而阳脱。因制姜桂汤，姜汁为君，辛润泄卫，肉桂通营，佐以参、草、南枣甘补，应手而愈。故治病当汇参，辨苔亦然，不可偏主一说也。

凡风寒湿初中皮腠，则为白苔。寒湿本阴邪，白为凉象，故苔色白。白苔及白滑者，风寒无湿也。滑而腻者，湿与痰。腻而厚者，湿痰与寒。惟薄白如无则虚寒，但滑腻不白者，湿与痰也。两条滑腻者，非内停湿食，即痰饮停胃。白如积粉，则湿热或痰热也。温病、热病、瘟疫，时有此苔，与白苔作寒论者大异。

总之，满舌一色为一经症，边白与中间白，俱传经症。如从根至尖直分两条者，则合病与夹阴寒症。合病则白中兼两条黄，阴寒则白中兼两条黑润，或兼灰色，从根至尖，横分两三截，苔色不一者，是并病症也。故尖白根黄，或根黑，或半边苔灰苔滑，皆半表半里症，但看白苔之多少。白色多者，表邪尚多，宜清解，或表里并用。若黄黑灰多，或生芒刺，及黑点干裂，则里热已结，急宜用下以清里。若有苔白而滑厚者，寒饮积聚膈上也，每于十三四日过经时忽然生变，最宜先时谨防。脏结症亦有此苔，观《伤寒论》自知。

二曰黄色。黄色舌苔，表里实热症有之，表里虚寒症则无。刮之明净，即为无病；刮之不净，均是热证。

璜按：黄色为胃有热滞、胆汁上逆之候，虽刮之明净，不可谓无病也。

浅黄腻薄者，微热也。干涩深黄腻厚，大热也。芒刺焦裂老黄，或夹灰黑色者，极热也。黄苔见于全舌，为脏腑俱热，见于某部，即某经之热。表里证均如此辨，乃不易之理也。

表证风火暑燥，皆有黄苔，惟伤寒邪在太阳、少阳时，均无黄苔。待邪传阳明腑，其舌必黄，初浅久深，甚则老黄或夹变灰黑，皆邪火里逼，实热里结。诸危症，其脉往往伏代散乱，奇怪难凭，则当舍脉凭舌，专经急治，斯为尽善。若泥于火乘土位，故有黄苔之说，过执误人矣。黄苔多主里实，薄黄为热，黄腻为痰热。湿热黄腻而垢，为湿痰秘结，腑气不利，食滞亦时有此苔。滑厚而腻者，为热未盛，结未定，在冬时尚未可遽用攻。夏月才见黄苔，即当用下，以夏令伏阴在内，里热即炽，而苔不遽燥。虽滑原，亦未可信。如黄而燥，或生芒刺、生黑点，中心瓣裂，则无分何时，皆当速下，以存阴液。若焦黄则热甚，宜清宜下。

璜按：仲景云："舌黄未去者，下之黄自去"，足见黄苔宜下者多。

又有根黄而尖白，不甚干，短缩不能伸出者，痰挟宿食也，亦宜用下。

璜按：宜兼化痰药，千金子、莱菔子均佳。

痰饮水血诸症，舌多不露燥象，不可因其未燥，而疑虑误事。阴寒夹食，亦多黄而不燥，然黄则实象，总宜急下，但法有寒温之别耳。如有苔黄厚而舌中青紫，甚则碎裂口燥而舌不干者，此阴寒夹食也，亦宜斟酌温下之。

三曰黑色。凡舌苔见黑色，病必不轻。寒热虚实各证皆有之，均属里证，无表证。

凡舌色全黑，本为阴绝，当即死。而有迟延未死者，非极热，即极寒，尚留一线生机，苟能辨准，补偏救弊，却可不死。

在伤寒病，寒邪传里化火，则舌苔变黑。自舌中黑起，延及根尖者多，自根尖起黑者少，热甚则芒刺干焦罅裂。其初有白苔变黄，由黄变黑，甚至刮之不脱、湿之不润者，热伤阴也。病重脉乱，舍脉凭舌，宜用苦寒以泻阳，急下以救阴。

璜按：黑苔此症为多，乃热伤真阴，宜急下以救之。

在杂病见黑苔，皆因实热伤里也，亦惟速泻炽火，毋使枯竭。若虚寒而舌黑者，则必湿滑无苔，多津口不苦，唇不燥，无朱点，无芒刺，无罅裂，刮之明净，如水浸猪腰，有淡淡瀜瀜[1]之形。是脏腑极寒之舌也，宜用十全辛温救补汤。

亦有真寒假热证，而见黑舌者，其舌必全黑而不分经，且必由淡白之时，忽然转黑。其初无变黄之一境，约略望之，似有焦黑、芒刺、干裂之状，然刮之必净，湿之必润，环唇皆白而不红焦，寒结在脏也。其症亦周身大热，烦燥，恶衣被，与实热邪火症相似，实则中宫寒极，阳气尽发于外也。口大渴，喜冷饮水却不多，与实热异，外假热而里极寒也。患此假症之人，必烦乱昏沉，六脉必迟弱无力，大便结，常欲下而不下，宜甘温救补汤。

璜按：辨假热黑舌甚细，然亦有唇红者，须从脉症合参。

如中黑无苔而舌底干燥，有小点纹可见者，乃胃经实热，并无六气侵扰

---

① 瀜瀜：和畅貌。

也。宜破格白虎三黄治之。如中黑无胎，而舌底湿嫩光滑，无点纹者，乃胃经虚寒，亦非六气所扰也。宜附子理中汤，加肉桂、黄芪者治之。旧说不辨寒热，专用生脉散，合附子理中，误人不少。

如全黑无苔，而底纹粗涩干焦，刮之不净者，极热也。不论何证何脉，皆宜十全苦寒救补汤，数倍生石膏，急投必愈。如全黑无苔，而底纹嫩滑湿润，如浸水腰子淡淡灖灖，洗之不改色者，极寒也。不论何证何脉，宜十全辛温救补汤，重加姜桂，急投可愈。旧说谓“水克火，百无一生”，则迂矣。

璜按：一寒一热，辨别不清，死生反掌。医者遇黑苔，最宜细认，此篇宜熟读之，到临症时乃有分晓。

如全黑无苔，而无点无罅，干燥少津，光亮如钱者，即绛舌之变，阴虚肾水涸也。妊娠者亦有之，宜十全甘寒救补汤加减酌用。

如有点有罅，干燥无津，涩指如锉者，极实热证也。宜十全苦寒救补汤，数倍生石膏，不次急投，服至黑色转红则全。

如黑色暗淡无苔无点无罅，非湿非干，似亮不亮者，阳虚而气血两亏也。久病见之不吉，宜十全甘温救补汤。

如有烟瘾之人，常多黑舌，看法当比平常病人之黑舌减一二等算。又有误食物而染黑者，宜明辨之。总之，凡见黑舌，皆重症危症也。寒热虚实，务当详辨，稍有不明，便易取祸。

璜按：亦有伏饮常见灰黑者，却无危候，不可不知。

邪热传里，火极反兼水化，则为黑色舌。热结燥实，津液焦灼，少阴真水垂涸。此最凶象，宜急攻下其热滞，以存一线之阴。或兼芒刺、燥裂、结瓣者，须用新青布蘸薄荷汤湿润，揩去刺瓣，看舌上色红者，可治，急下之。若刺瓣下仍黑色者，则肾阴已竭，脏色全露，法在不治。

有苔黑腐烂者，为心肾俱绝；舌黑而卷缩者，为肝绝。皆不治。有黑薄而润或滑者，为阴寒，可治。有始病即舌心黑色，非由白黄变化、舌转瘦小者，为真脏中寒。此寒水凌心，肾色外见，急宜用温，稍缓则误事。

璜按：黑非由黄变化，与淡白忽转黑之说，同一意义。此辨寒热之确据也。

有中黑而枯，并无积苔，边亦不绛，或略有微刺者，为津枯血燥症，急宜养阴生津。误用攻下，或温经，皆必死。

有中间一条或拇指大，黑润浮苔，两边或黄或白者，两感病也。凡苔无黑、黄白杂见，或中燥边滑，或尖干根润，皆并病、合病，寒热不和之候。（此以黄白黑及燥润同时并见，别为两感并病也。）

夏月中暑多有黑舌，为湿痰郁热，亦有黑滑腻厚舌，又不可与传经症同论。（此因暑寒原因之不同也。）

灰黑色舌者，足三阴杂病，而太少两阴为多。始自白苔黄而灰黑者，为传经症，或生刺点燥裂，不拘在根在尖，并宜急行攻下。（此以刺点燥裂伤阴，断为急下症。）

有淡灰色，中起深黑重晕者，为湿病热毒及瘟疫症，急用凉膈、双解等，清中逐邪。（中气不宣，乃变重晕，大清大解，所以逐其邪而宣其气也。）

如舌灰而润，并无苔，更不变别色，始病即见，非由白黄渐变者，为夹食中寒，及停饮蓄血症。当用消、用温、用攻，因证而治。（非白黄转黑多寒症，而此则别有原因，医所以贵通变也。）

又有屡经汗下，而灰黑不退，或滋润，或不润，亦不燥者，脉必虚微无力。此因汗下太过，伤阴使然，宜急救阴津，固不得用硝黄，亦不可用姜附。总而言之，凡黑色舌苔，尖黑稍轻，根黑全黑则死。（此要诀也。）

杨云峰云：舌苔由白而黄，由黄而焦，或枯黑燥裂，其舌边胖大，舌底润滑者，甚有舌底亦燥，而绝无津液，其糙刺如砂皮，敛束如荔子者，皆因劳伤脾肺，气虚发热，误用发散，益虚并热。复用寒凉重阴内逼，以致虚火上炎，所以白上加黄，黄上加焦，而枯黑燥裂也。不论其脉，不论其症，大剂参附养荣汤不时灌服，多有得生者。更有其舌同一黑色，而一属寒水侮土者，宜用附子理中；一系肾气凌心者，宜用人参八味。其治又不相同，何也？盖寒水侮土者，系阴盛于内，逼阳于外，外假热而内真寒，格阳症也。其黑色止聚于舌中，肾气凌心者，系阴盛于下，逼阳于上，上假热而下真寒，戴阳症也。其黑色直底于舌尖，然未有不胖且嫩者，干燥滑润，又在所不拘也。若是实火一症，则其形必坚敛，其色必苍老，而万无胖嫩者耳。此一虚二寒症，皆验舌者所必知也。

璜按：黑苔危候，此篇十余节苦心分明，他书无此精细也，兹全录之。

四曰灰色。灰色不列五色，乃色之不正也。舌见灰色，病概非轻，均里证，无表证。有实热证，无虚寒证。有邪热传里症，有时疫流行症，郁积停胸症，蓄血如狂症。其症不一，而治法不外寒凉攻下。盖寒凉以救真阴，攻下以除秽毒也。

《舌鉴》谓：热传三阴，则有灰黑干苔，皆当攻下泄热是也。又谓直中三阴，见灰黑无苔者，当温经散寒。此说甚谬，盖灰黑与淡黑色颇相似，惟灰则黑中带紫，淡则黑中带白之殊耳。若寒邪直中三阴者，其舌灰黑无苔，自宜温经散寒。如热邪直中三阴者，其舌灰黑无苔，宜三黄、白虎、大承气，并用连投。失出失入，其害非轻，愿望舌者小心谨慎焉！

至于舌尖灰黑，有刺而干，是得病后，犹如常饮食之故。虽症见耳聋、胁痛、发热、口苦，非少阳病，勿用小柴胡，宜大柴胡汤，或调胃承气，加消导药。

若伤寒已经汗解，而见舌尖灰黑，此有宿食未消，或又伤饮食，热邪复盛之故也，以调胃承气下之。若杂病里热见此舌，宜大承气汤，重加黄连。伤寒症，邪入厥阴，舌中尖见灰色，其症消渴，气上冲心，饥不欲饮，食则吐蛔者，宜乌梅丸。若杂病见此舌，为实热里症，则宜大承气与白虎汤合用。

璜按：吐蛔宜用苦辛杀虫，暑热症竟不在此例。

若纯灰色舌，全舌无苔而少津者，乃火邪直中三阴症也。或烦渴，或二便闭，或昏迷不省人事，脉则散乱、沉细、伏代不等，舍脉凭舌，均属里证。治宜三黄、白虎、大承气并用，急速连投，服至灰色转黄转红为止，病则立愈。旧说误指为寒，用附子理中汤、四逆汤，安得不致渐渐灰缩、干黑而死乎？

五曰红色。全舌淡红，不浅不深者，平人也。有所偏则为病，表里虚实热症皆有红舌，惟寒症则无之。

如全舌无苔，色减红者，气血虚。色深红者，气血热也。色赤红者，脏腑俱热也。色紫红瘀红者，脏腑热极也。中时疫者有之，误服温补者有之。

色鲜红，无苔、无点、无津（津舌底出）、无液（液舌面浮）者，阴虚火炎也。色灼红，无苔、无点而胶干者，阴虚水涸也。色绛红，无苔无点，光亮如钱，或半舌薄小而有直纹，或有泛涨而似胶非胶，或无津液而咽干带涩不等。红光不活，绛色难名，水涸火炎，阴虚已极也。

瘦人多火，偏于实热，医者拘于外貌，辄指为虚，误服温补，灼伤真阴。或误服滋补，俾郁火灼耗真阴，亦成绛舌，而为阴虚难疗矣。

璜按：红为热而有火，须据温热诊病时言之。若阳脏血盛者，虽无病时，血色亦深红。更有一种嗜饮浓酒，舌亦深红，未必为病也。惟绛舌必须清血，误用滋腻，亦多滞邪，须知之。

不论病状如何，见绛舌，多不吉。《舌鉴·总论》引仲景云：冬伤于寒，至春变为温病，至夏变为热病，故舌红面赤。此专指温热与伤寒也。而红舌各病，实非温热、伤寒所可赅括，勿泥古以致误。兹将红舌中最要者，约举其八。

一、红舐舌。天行燥火，时疫症有之，全舌必紫而兼瘀，脏腑为疫毒内攻，逼迫心经，所以舌长出口外，时弄不止，或舐上下唇，左右口角，或舐至鼻尖不等。宜十全苦寒救补汤，倍加川连、生石膏，不次急投，至舌收回乃愈。知治法者，可以十全，否则十无一生。旧说用解毒汤，加生地，必不效也。如舌长出口外，胀而不餂者，热毒乘心也，内服三黄泻心汤，外用银针刺去恶血，以龙脑香、人中黄掺之，即愈。如不针，合用大承气、三黄泻心汤，不次急投，必大泻、频泻乃愈。

二、红硬舌。脏腑实热已极，又为燥火浸淫，误服温药，则舌根强硬，不能言语，或时疫直中三阴者，亦有之。宜十全苦寒救补汤，不次急服，必愈。

三、红斑舌。全舌纯红而有小黑点者，脏腑皆热也。伤寒邪传阳明府失治，以致邪火逼入三阴，或疫毒直中三阴症，或实热人误服辛温药，燥伤三阴症均有之。不论老少，何病何脉，见此舌，即宜十全苦寒救补汤，倍加真犀尖，连服必愈。

四、红星舌。全舌纯红而有深红星，乃脏腑血分皆热也。中燥火者，中疫毒者，实热人误服温补者，皆有之。其病多大热大渴，心胸胀满，皮肤燥痒，日夜不能眠，大便秘，小便涩不等。宜十全苦寒救补汤，急投则愈。

五、红裂舌。如舌色赤红，厚苔腻而裂纹，脏腑实热也。宜十全苦寒救补汤，倍加犀角。如灼红色，无苔无点而纹裂者，阴虚火炎也，用黄连解毒汤，加麦冬可也。若红色中有裂纹，如人字者，君火燔灼，热毒炎上，故发裂也，宜凉膈散。如渴甚燥者，宜大承气汤急下之。

璜按：舌上若有裂纹者，多属真阴不足，精涸血衰，或由伏热，人误服温补药。若加以灼红舌、绛色舌，温邪入血，更可想见。犀角、地黄及清营各法，正为此症设也。舌色除浅红及红光不活，属血虚外，一见鲜红有裂纹，便是火热灼阴，便宜从清解着手，不易之理法也。

六、红尖出血舌。乃心经邪热壅盛所致，宜三黄泻心汤，如黄檗、连翘、生地、真犀角尖。不次急服则愈。

七、红色虫碎舌。红舌中更有红点，如虫碎之状者，热毒炽盛也。宜小承气汤下之，不退，再用大承气汤攻下。

八、红色紫疮舌。疮在心肺经位者，乃时疫毒中心肺，或杨梅毒注心肺，皆有之。宜十全苦寒救补汤，倍加生石膏、黄连，不次急投，至疮平则愈。有满舌明红并无他苔者，为绛色，心之本色也。舌绛而润为虚热，绛而干为实热，绛而刺为热盛，绛而光为阴液不足，绛而光燥裂，为阴液大伤。温病、热病、瘟疫，及伤寒邪热内传三焦，熏灼心胞，先受热蒸，则本脏之色见。治宜清心，存阴化热。红中兼有白苔者，更感非时之寒也。红中夹两条灰色者，湿热兼夹寒食也。兼黑苔者，邪热传入足少阴也。兼黄黑有芒刺者，邪热入腑。有紫黑斑，或外症兼发斑者，心胃热极也。起白泡点者，心肺热灼也。若红色柔嫩，望之似润而实燥干，数行汗下，津液告竭也，病多不治。

璜按：红苔兼症，分别精详，真可为法。

六曰[①]紫色。紫见全舌，脏腑皆热极也。见于舌之某部，即某经郁热也。伤寒邪化火者，中时疫者，内热熏蒸者，误服温补者，酒食湿滞者，皆有紫舌。有表里实热症，无虚寒症。若淡紫中夹别色，则亦有虚寒症。

如淡紫青筋舌，淡紫带青而湿润，又伴[②]青黑筋者，乃寒邪直中阴经也。必身凉四肢厥冷，脉沉缓或沉弦，宜四逆汤、理中汤。小腹痛甚者，宜回阳救急汤。若舌不湿润而干枯，乃是实热，宜凉剂。

璜按：此非温热，因与辨症有特别之关系，仍全照原本采入。

如淡紫带青舌，青紫无苔，多水滑润而瘦小，为伤寒直中肾肝阴症，宜吴茱萸汤、四逆汤温之。

有紫如熟猪肝色，上罩浮滑苔者，邪热传里，表邪未净也。既不可下，又不可表下并用，法宜清中以解外。若全紫光暗，并无浮苔者，阳极似阴也，多不可救，急下之，间有得生者。

有紫苔，中心带青或灰黑，下症复急者，热伤血分也，宜微下之。余则酒后中寒及痰热郁久者，往往见紫色苔。

七曰[③]蓝色。蓝者，绿与青碧相合，犹染色之三蓝也。舌见蓝色，而尚能生苔者，脏腑虽伤未甚，犹可医治。若光蓝无苔者，不论何脉，皆属气血极亏，势必殒命。旧论泥于五行，谓金木相并，火土气绝，不分有苔无苔，概云不治，亦管窥之见耳。

凡病舌见蓝光无苔者，不治。若蓝色而有苔者，心、肝、肺、脾、胃为阳火内攻，热伤气分，以致经不行血也。其症有颠狂、大热大渴、哭笑怒骂、捶胸惊怪不等，宜十全苦寒救补汤，倍生石膏、黄连，急投则愈。

璜按：蓝色多属寒，此则热病也。其着眼在有苔、无苔别之，然须参之外候。

若孕妇舌见纯蓝者，胎死腹中也，宜下之。若纯蓝舌，有蓝色之纹也，在伤寒为胃气衰，小柴胡去黄芩，加炮姜。若因寒食结滞者，宜附子理中汤，或大建中汤急投；有舌滑，中见蓝色苔者，肝脏本色也。邪热传入厥阴，阴液受伤，脏色外见。深而满舌者，法在不治；如微蓝而不满舌者，法宜平肝、息风、化毒。旧法主用姜、桂，然邪热鸱张，肝阴焦灼，逼其本脏之色外见，再用姜

---

① 曰：原无，据上文体例补。

② 伴：原作“绊”，据字义改。

③ 曰：原无，据上文体例补。

桂，是抱薪救火也。瘟疫、湿温，热郁不解，亦有此舌，治宜芳香清泄。湿痰痰饮症，亦有舌满滑腻，中见蓝色者，为阴邪化热之候，法宜清化。

璜按：余遇此症，用温药口燥，用清化如石投水，竟以疏肝解郁得效。

八曰[1]霉酱色者。有黄赤兼黑之状，乃脏腑本热，而夹有宿食也。凡内热久郁者，夹食中暑者，夹食伤寒传太阴者，皆有之。凡见此舌，不论何证何脉，皆属里证，无表证、虚寒证。旧论谓苔薄用桂枝汤，加枳橘、半夏，舌色厚为土邪克水，鲜有得愈者，皆谬说也。

凡纯霉酱色舌，为实热蒸胃，为宿食困脾。伤寒传阴，中暑躁烦，腹痛泻痢，或秘结，大渴大热，皆有此舌。不论老少，何病何脉，宜十全苦寒救补汤，连服必愈。

如全舌霉色，中有黄苔，实热郁积，显然可见，宜大承气连服。旧说谓二陈加枳实、黄连，恐未必效也。如中霉浮厚舌，宿食在中，郁久内热，胃伤脾困也。或刮不净，而顷刻复生者。不论何证何脉，宜十全苦寒救补汤，分二剂，循环急服则愈。旧说用枳实理中汤，加姜炒川连，此治寒实结胸者，与此舌不合。

察平人舌苔法

舌之有苔，犹地之有苔。地之苔，湿气上泛而生。舌之胎，脾胃津液上潮而生，故胎或作苔。平人舌中常有浮白苔一层，或浮黄苔一层。夏月湿土司令，苔每较厚而微黄，但不满、不板滞。其脾胃湿热素重者，往往终年有白厚苔或舌中灰黄，至有病时，脾胃津液为邪所郁，或因泻利，脾胃气陷，舌反无苔，比平昔较薄。其胃肾津液不足者，舌多赤而无苔，或舌中有红路一条，或舌尖舌边多红点，此平人舌苔之大较也。

验舌诀死症法

生死之诀于脉症者，《四经》垂训甚明且备矣，而佐以验舌，则尤显而易见也。故并撮其素所经验者，附载于此，以为临症之一助。

舌如去膜猪腰子者，危。璜按：此阴虚之极也，温热病中最忌之。

舌如镜面者，危。按：此胃阴亡，肾气将败也。

---

① 曰：原无，据上文体例补。

舌糙刺如砂皮而干枯燥裂者，危。按：此症清热生津可愈。

舌敛束如荔子肉而绝无津液者，危。按：此津枯热炽之症。

舌如朱红柿者，危。按：此即所谓灼红舌也，与绛不同。

舌如烘糕者，危。按：此热极也。

舌本强直，转动不活，而语言蹇涩者，危。按：此脑病也，牛黄丸可治。

舌卷短、痿软枯小者，皆危。按：此第照对三岔脑筋受热烁也，肾阴竭绝。脑筋短痿，将死之候。

舌起白苔，如雪花片者，不治。按：此俗名雪花苔。

舌竟无苔，久病胃气绝者，不治。按：此证须兼胃气决之。

舌因误服苓、连，而现出人字纹者，不治。按：热本伤阴，又加苦燥化火烁阴，故不治。育阴清热，亦有生者。

舌卷而囊缩者不治。

舌淡灰转黑，淡紫转蓝，邪毒攻心已甚，而伤腐脾胃者，不治。

舌黑烂而频欲啮，必烂至根而死。

舌底干燥，不拘苔色黄白，形如豆腐渣者，或如啮碎饭子者，皆死。按：此俗名饭苔胎。

舌与满口生白衣如霉苔，或生糜点，胃体腐败也，多死。

舌干晦枯萎而无神气者，必死。按：阴衰血败，神将离矣，故主死。

舌绛无苔，干枯红长，而直纹透舌尖者，心气内绝也，必死。

舌燥苔黄，中黑通尖，下利臭水者，胃肠腐败也，十不救一。

舌色晄白兼青，此中焦生气已绝也，多死。若孕妇面舌俱青，母子俱死。

璜按：温病辨舌，较之脉候，尤为真切。越医何廉臣靦列看舌十法、辨苔十法、察色八法，挈领提纲，条理朗若列眉，此前医者无此精到也。最后察舌，以诀决症之危亡。夫一舌诊耳，而谓死生全凭乎此，锡璜不信也。然以此决脏腑阴阳之虚实，神经扰害之征验，每每切中，缘自天士而后，代有发明，乃中医经验最精之法也。不辞僭妄，特全录而评释之，庶后之医学家临床议病，又有所根据云尔。

察目法

两目赤色，火症也。必兼舌燥口渴，六脉洪大有力，宜犀角、连翘等清透之，阳毒三黄石膏汤表里兼解之。若目赤颧红，六脉沉细，手足指冷者，此少阴火上冒，假热真寒也。六脉洪大，按之无力者亦是。

两目黄色，此湿热内盛，欲发黄也。必兼小便不利，肝脾积血发热者，多患之。腹满口渴，脉沉数，已由胆而病及胃矣。轻则茵陈五苓散，重则茵陈大黄汤。若目黄，小便自利，大便黑，我国旧说谓之蓄血证，病原最切。小腹硬满而痛者，桃仁承气汤下之。若目黄身冷，口不渴，脉沉细，属阴黄，宜茵陈理中汤。

璜按：肝脾积血，病及胆胃，而腹胀发黄者，我国谓之湿热症。其阴黄即湿寒也，透湿暖胃，多效。

病人目眵多结者，肝胆火盛也，宜清之。

病人目睛微定，暂时转动者，痰也，宜加味导痰汤。痰去，目珠自然流动矣。

病人眼胞上下黑者，痰也。

病人目昏黄者，衄血也。

病人目色清白宁静者，多非火症，不可妄用寒凉。

病人目不识人，阳明实症可治，少阴虚症难治。

凡目昏不知人，或戴眼上视，或目瞪直视，或眼胞陷下，皆属死证。

伤寒必先观两目，目中不了了，尚为可治之候，直视则为不治之疾。故《经》云：视其目色，以知病之存亡也。

凡病至危，必察两目，睛不和者，热蒸脑系也。盖脑为髓海，脑之精为瞳子，悍热之气入络于脑，故睛不和而昏眩，甚或见鬼见怪。

凡病目能识人者，轻。睛昏不识人，及目歪视、目缩小、目睛正圆，为神气已去，多不治。惟直视、歪上视、移时即如常者，多因痰闭使然，又不可竟作不治论。

目有眵有泪、精采内含者，为有神气，凡病多吉。无眵无泪，白珠色蓝，乌珠色滞，精采内夺，及浮光外露者，皆为无神气，凡病多凶。

脱阳者见鬼，脱阴者目盲，凡病皆危。

燥病则目光炯炯，湿病则目多昏蒙，燥甚则目无泪而干涩，湿甚则目珠黄而眦烂，或眼胞肿如卧蚕。

阳明腑实则谵语，妄有所见，热入血室，血耗阴伤，昼日明了，夜则低声自语，如见鬼状。

璜按：《内经》以目为命门，言其一开一阖，为生命之门。若目不能开阖，而人死矣。执此以论病之死生，若操左券也。人之精神在脑，而寄托于目，仲景言"目中不了了，睛不和，虽无表里症者，亦须急下"。此中奥妙，非浅学者能所悟出也。盖脑病最易猝死，捍热上冲，顷刻死人，非急下不能救治。

若目昏不识人，目睛正圆，已扰害及脑神经，故多不治。试观霉菌之入于延髓，其电击性者，数句钟而死，可以略识其概。惟本篇名察目，而目晕黄者，多鼻衄，为温热病所恒见，并不采入，兹特补之。

诊腹法本于《内经》《难经》

诊腹之法，载在《内经·刺禁篇》，盖言误刺则发其动气也，《难经》之八难、十六难亦有此法。“八难”谓：生气之原，在肾间动气。“十六难”谓：假令得肝脉，其外证善洁，面青善怒，其内证脐左有动气，按之牢若痛。其病四[①]肢满，闭淋，溲便难，转筋。有是者肝也，无是者非也。假令得心脉，其外证面赤口干，喜笑；其内证脐上有动气，按之牢若痛。其病烦心、心痛，掌中热而啘。有是者心也，无是者非也。假令得脾脉，其外症面黄、善噫、善思、善味，其内证当脐有动气，按之牢若痛。其病腹胀满，食不消，体重节痛，怠惰嗜卧，四肢不收。有是者脾也，无是者非也。假令得肝脉，其外证面白善嚏，悲愁不乐，欲哭；其内证脐右有动气，按之牢若痛。其病喘咳，洒淅寒热。有是者肺也，无是者非也。假令得肾脉，其外证面黑，善恐欠；其内证脐下有动气，按之牢若痛。其病逆气上，腹急痛泄如下重，足胫寒而逆。有是者肾也，无是者非也。

璜按：《难经》此说按腹部位，与西医解剖学有不相符合之处，然以见上古，亦重腹诊也。今医四诊，亦只得其大略，于古人腹诊之法，不讲久矣，遑言西法之听诊、打诊及镜检各法耶。下文只就诊腹之有关于温热者采入，其中西诊法大略正在编辑，后即续出。

原南阳云：欲工医术，须讲求诊腹，知人之死生、病之轻重，莫切于诊腹。欲详其法，先须知病人之腹象而推考之，朝夕用工揣摩，则必得其精微，不可忽略也。外感病，诊腹不尽可凭，腹候佳象而死者有焉。然腹皮润泽，而元气张者，邪热虽剧，其热易去。腹皮无润泽，元气不张，阴分衰弱，虚火亢者，死。

诊腹下手法及验轻重热症决死生法

凡诊腹，瘦人大便后，腹力益弱；肥人大便燥结后，腹力益强。医者宜察

---

① 四：原作“曰”，据《中国医药大成·难经》改。

于此，先使病人仰卧，胸前拱手，两足齐伸脚跟。若腹皮强张、动气不见者，使两足稍屈，则可诊得焉。

《求古录医谱》云：凡诊腹之法，用左手。患人男则坐其左，女则坐其右，若不便，反之亦可也。而手掌与五指伸展平板，先停住膻中，察气之缓急，迁停住虚里，诊其动之高低。而徐徐左右按过，至两侧膂肉外。如此数次，而至鸠尾。医手掌鱼腹外侧指根三肉，与病者皮肤相衬着而久停住，初轻软，渐重坠，使手掌与患者肌肤相和而温融，手掌鱼肉当肘下，掌侧肉当肘上，极按肘骨际，左右排押而至两侧膂肉外。如此各数十次，以察肘下之坚软挛缓、块之有无隐显。

次至大腹停住，三次密排诊尺脉，手掌当腹之正中，以察气之动静、动气之有无高低、大络之拘挛软缓、任脉之浮漫沉整，而左右排按及两侧肋外廉。如此各数十次，以察块之有无隐显。次至脐上，掌肉当脐亦停住，鱼腹外侧，指根三肉递推递察，以脐之紧实虚软、脐蒂有力否，深浅凸凹。

次至小腹又停住，察气之默躁、力之有无、动之应否浮沉、大络之急强濡弱、任脉之浮见沉伏，而左右排按及两侧腰髋外。如此各十数次，察块之有无露伏。若胸膺，大、小腹三处，俱手掌难探求者，并齐指头以察之。复再如初，手掌与五指伸展，而衬着病者之皮肤，上从膻中，下至横骨左右中央三行，排按各十数次。每时医之气息与患者气息相应，以察过、不及而究膺胸之肥瘦、广窄、高低，腹形之廓大隘狭、上低下丰、上丰下低、缓漫紧收、虚弱充实，肉之肥瘠瘦削，皮之薄软厚强，肤之润泽枯索，热之浅深、有蒂无蒂，腹之满胀低减，块之大小长短、圆扁软硬，水之有无多少，冷之厚薄漫结，是其梗概耳。

如其纤细悉尽者，足谛知其症候，审辨其用药，是诊法所以按腹，迥出于切脉之右也。然其按探押索，自有微妙存者，口可以授，书可以传，非敢秘惜也。医者初诊患人之法，其、再、次三次者，则唯取其要而省其他。若有不解，则数数诊按，如初诊法得解而后止。

医之手心热者，诊无热人犹有热，须自知之，以手背察其热。

脉候有热而腹候无热者，表热，而其热易去也。按腹而热如烧手掌者，伏热，而其热不易去也。小儿暴热，其轻重不易以脉辨，可以腹候决定。心下有动，而其热如烧手掌者，不可忽。

腹皮上浮，如抚脱毛鸟，是为极虚凶候。如此者，汗必多，病人濒[1]死之

① 濒：原作“滨”，据字义改。

手足亦如此。欲知其状，察死人之肌肤可知。

病者腹形之半途忽变于常，腹皮附脊如削去，胸肋以下如板，至横骨渐渐高者，皆恶候也。或疫或痢，一二日内得此候者，多难治，须预防之。若待动悸等恶候现，而后知其难治，是谓庸医。

《秘传》曰：诊腹，须先分别邪气及元气之动。按之浮而强者，邪气也；沉而强勇而不涩滞者，元气也。

候腹而动应手者，大抵邪气之动也。在鸠尾下，或右胁，或左胁，其动今日有而明日止，或移他处，或静然止者，是邪气离去也。遇此症，当专补元气治之。若按之腹势，无维持之力而柔者，邪气既去，而元气亦脱也，难治。

动气止者，邪气离也。左动转于右，右动转于左者，亦邪气离也。可因邪气之离，以定其死生吉凶。

凡腹部动气不收束者，可虑。动气浮散者属虚，实者属湿热，微细者属阳虚。能知得腹动者，可谓治术已入其室。

膻中大动，痰火壅盛，滞气火郁，或为吐衄之兆，其人必皮肤壮热。

《内经》《难经》所载知死生之说，大要以脉，然腹候亦有一秘诀。医按病人之腹，气海丹田，气张有力，如中有物，是为元气。气海丹田，不气张有力者，元气虚衰也，其病必重。若大病后如此者，必三十日内死。鸠尾下细筋见皮肉离者，必十四五日内死。腹动上迫于肋骨下者，七日死。皆是病中、病后之诊也。假令人迎、寸口脉平和者，见此候亦不治。

邪气祛后，腹之上下、左右平和而壮实者生。邪气祛后，脉静而足下温者亦生。邪气祛后，腹中累累如布袋盛小石者死。邪气祛后，腹中虚软如无物者亦死。

璜按：腹诊本我国旧法，二十年前东瀛亦颇重之，亦足以助诊法所不及。盖即按摩之遗意也。

小肠坏，再归热，按其脾部甚肿大，腰痛、腓肠痛，殆所必发。

璜按：脾部在左胁下，我国旧云肝部者，非。

痧疹热，脾亦多发肿，但多现神经症状，热疟脾肿尤多。急性胃炎，胃部疼痛，发热呕吐，腹部现澎满紧张之感。

急性腹膜炎，恶寒发热，下腹剧痛，手压更痛，呕渴便秘，腹部膨胀，最险者为脓毒热侵袭全身。

慢性腹膜炎，呕吐便秘，食欲不进，下腹部现渐进之膨胀。触诊时，每触知其肥厚及粒粒之软块物。热度为轻度，由结核性者，大抵现日晡潮热。

诊　腹

凡诊腹时，医师先温其手，以免病人受惊。腹壁胀硬，致有诊断不能确凿之虞。

凡医师诊病人腹部时，必问其疼痛与否。若右侧下部疼痛者，即为小肠炎、肠结核、肠炎、盲肠周围炎等症。若左[①]侧下部疼痛者，即为赤痢症。其按之下腹有硬块者，必为大便停积肠内之证。

凡诊脾脏肥大及转位时，宜使患者高举左腕，医师居右侧诊察之。

凡诊肝脏肥大、转位等症，易触知之。盖触诊时，可觉其抵抗力之强，且或得明知其下缘与两截痕也。

凡诊肾脏肿胀及转位时，宜使患者仰卧，以两侧外转，立膝于床上。先检左肾，以左手自腹壁压肾脏部，右手压背部肋骨缘与肠骨间，从前后两侧触知之。

---

① 左：原作“右”。

中西温热串解卷四

闽同安吴锡璜撰述
弟珣甫　锡琮参订
男道卿树仁　植卿树萱同校字

叶香岩《温热论》注解

温邪上受，首先犯肺，逆传心包。

华岫云曰：风温、湿温之时感者，邪从口鼻而入，故曰上受。若春温之由冬时伏寒藏于少阴者，又非上受也。按伤寒从毛窍而入，温病从口鼻而入，二语世莫不奉为定案。其实二者皆有，而总以从毛窍入者为多。南人中焦湿热素盛，一感温邪，即表里合一，遂似全从口鼻而入，亦不察之甚也。若果尽从口鼻而入，何以治法中有汗法乎？本文“上受”二字，即《内经》“邪气在上”之义。

璜按：病菌之侵袭，由口鼻而入者有之，由毛窍而入者亦有之。肺痨、肺炎、疫症之传染，由口鼻而入也。温疟由肉叉蚊刺螫致疟疾，寄生体入于血中，由毛窍而入也。传染病以二者最居多数，近世新学说多宗之。王士雄曰：第四章云“不从外解，必致里结”，是由上焦气分，以及中下二焦者为顺传。惟包络上居膻中，邪不外解又不下行，易于袭入，是以内陷营分，为逆传也。然则病之顺传，天士虽未点出，而细绎其议论，则以邪从气分下行为顺，邪入营分内陷为逆也。

璜按：肺与心包最近，依近世解剖学验之自明。惟其近，故传变甚速也。而西医于此症，则以为神经障害之特征。我国叶天士先生，对此症独辟蚕丛[①]，神验卓著，今且依旧学说解之。心主血，血属营，温热法主清降，即从营

① 独辟蚕丛：蚕丛，泛指蜀道。此处谓独具卓见，另辟蹊径。

分内陷，而以牛黄丸、至宝丹、清营汤、神犀丹等方，湔涤[①]中宫，使之由营出气，挽回者实居多数。仍是引邪从气分下行，为顺之义。王氏此解乃治温热之要诀也。

肺主气，属卫。心主血，属营。辨营卫气血，虽与伤寒同，若论治法，则与伤寒大异。

瑸按：伤寒初起，分在营、在卫。温病初起，辨在气、在血。其实一理也，但治法有辛温、辛凉之异耳。本论开章即提出肺卫心营为主，并以传心胞为逆。我国言传入心胞，即西国言侵袭延髓也。心、肺、脑为人身最重要之部分，凡病之伤人，惟心、肺、脑传变最速，且多猝死，医及病家不悟也。凡遇此等病之较重者，切勿轻言易治，窃愿诸同道者细心讨论则得耳。

盖伤寒之邪，留恋在表，然后化热入里。温邪则化热最速，未传心胞，邪尚在肺。肺合皮毛而主气，故云在表。初用辛凉轻剂，挟风加薄荷、牛蒡之属；挟湿，加芦根、滑石之流。或透风于热外，或渗湿于热下，不与热相搏，势必孤矣。

章虚谷曰：伤寒邪在太阳，必恶寒甚。其身热者，阳郁不伸之故，尚未化热也。传至阳明，其邪化热，则不恶寒，始可用凉解之法。若有一分恶寒，仍当温散。盖以寒邪阴凝，故须用麻桂猛剂。（瑸按：不恶寒者，言其常也。若阳明发热汗多，则有背微恶寒之症。）若温邪为阳，则宜轻散，倘重剂大汗而伤津液，反化燥火，则难治矣。（瑸按：温病所以忌汗之由，一语点出。然伤寒辛温发汗，取皮肤濈濈，微似有汗者佳。温病辛凉解表，必须汗多，内邪方得外泄，此又不可不知。）始初解表用辛凉，须避寒凝之品，恐遏其邪，反不易解也。（瑸按：此乃要诀，精细殊不可及。）或遇阴雨连绵，湿气感于皮毛，须解其表湿，使热外透易解。否则，湿闭其热而内侵，病必重矣。其挟内湿者，清热必兼渗化之法，不使湿热相搏则易解也。

不尔风挟温热而燥生，清窍必干，谓水主之气不能上荣，两阳相劫也。湿与温合，蒸郁而蒙蔽于上，清窍为之壅塞，浊邪害清也。其病有类伤寒，验之之法，伤寒多有变症，温病虽久，在一经不移，以此为辨。

周澄之曰：此义世皆以手足经释之，非也。伤寒亦有不传经者，但传经者多，温病传经者少。所以然者，邪寒为敛，其入以渐，进一境即传一象，故变证多。温邪为开，重门洞辟，初病即常兼二三经，再传而六经已毕，故变证少也。

---

① 湔涤（jiān dí）：洗涤，清除。

璜按：温邪在肺，鼻窍每多闭塞，甚至见风而眼出清涕，与辛夷散证大相似。用桑叶、甘菊、山栀皮、杏仁、薄荷之类，轻清以泄风热，每每获效。误用辛夷散，竟有变为昏痉者，余临证时曾遇之。

前言辛凉散风，甘淡驱湿，若病仍不解，是渐欲入营也。

璜按：津不足者，热邪即易入营，而伏邪由营发出者，亦恒有之。

营分受热，则血液被劫，心神不安，夜甚无寐，或斑点隐隐，即撤去气药。

璜按：据西医学说，此乃神经障害之轻者。

如从风热陷入者，用犀角、竹叶之属；如从湿热陷入者，用犀角、花露之品，参入凉血清热方中。若加烦躁、大便不通，金汁亦可加入。老年及平素有寒者，以人中黄代之，急急透斑为要。

周澄之曰：必以气托斑，尤必以津载斑，始能透达也。

章虚谷曰；热入于营，舌色必绛。风热无湿者，舌无苔，或有苔亦薄也。热兼湿者，必有浊苔而多痰也。然湿在表分者，亦无苔，其脉必浮细涩。

王士雄曰：仲景论伤寒，又可论疫症，麻、桂达原不嫌峻猛。此论温病仅宜轻解，乃上焦之治，药重则过病所。

璜按：此即徐之才"轻可去实"之义。华岫云有云：用药有极轻清、极平淡者，取效更捷，乃温病常有之治法也。

若斑出热不解者，胃津亡也。

周澄之曰：热邪滞着于肌肉，而津液不能浮之使出也。

主以甘寒，重则如玉女煎，轻则如黎汁、蔗浆之类。或其人肾水素亏，病未及下焦，每多先自徬徨，必验之于舌。如甘寒之中加入咸寒，务在先安未受邪之地，恐其陷入易易耳。

周澄之曰：有本饮须兼微酸，以敛固其正气，充盈其津液，非仅入咸寒已也。

尤拙吾曰：芦根、梨汁、蔗浆之属，味甘凉而性濡润，能使肌热除而风自息，即《内经》"风淫于内，治以甘寒"之旨也。斑出则邪已透发，理当退热，其热仍不解，故知其胃津亡，水不济火，当以甘寒生津。若肾水亏者，热尤难退，故必加咸寒，如元参、知母、阿胶、龟板之类，所谓壮水之主以济阳光也。如仲景之治少阴伤寒，邪本在经，必用附子温脏，即是先安未受邪之地，恐其陷入也。热邪用咸寒滋水，寒邪用咸热助火，药不同而理法一也。验舌之法详后。

王士雄曰：此虽先生口授及门之论，然言简意赅，不可轻易一字。本条主以甘寒，重则如玉女煎者，言如玉女煎之石膏、地黄同用，以清未尽之热，而救已亡之液。以上文曾言邪已入营，故变白虎加人参法而为白虎加地黄法。不曰白虎加地黄，而曰如玉女煎者，以简捷为言耳。唐本删一"如"字，径作重则玉女煎，是印定为玉女煎之原方矣。鞠通、虚谷因而袭误，岂知胃液虽亡，身热未退，熟地、牛膝安可投乎？余治此症，立案必先正名，曰白虎加地黄汤。斯为清气血两燔之正法。

璜按：营气俱病热甚者，尚有犀角、地黄合白虎法，不止白虎加地黄汤也。地黄合白虎为清热滋液起见，津枯甚者，必加入生梨汁、生蔗浆同服，尤为速效。

若其人始终在气分流连者，可冀其战汗透邪，法宜益胃，令邪与汗并，热达腠开，邪从汗出。

周澄之曰：邪虽在气，必以津浮之使出。故须邪与汗并，方能与汗俱出，亦须津能浮邪，始能邪与汗并也。

解后胃气空虚，当肤冷一昼夜，待气还，自温暖如常矣。

璜按：汗出肤冷，热病解后，此候尽多。甚至有如寒厥者，但其脉必虚缓，精神必安舒。粗工不识，误认亡阳，妄投温补者，往往或有。误药变症蜂起，每归咎前医之过用寒凉，一误再误，转治转剧，以至于死，而真能识病治病者，反至受谤。余因阅历，备尝其苦，安得病家尽有医学知识，遇此症绝不慌张者乎？

盖战汗而解，邪退正虚，阳从汗泄，故渐肤冷，未必即成脱症。此时宜安舒静卧，以养阳气来复，旁人切勿惊惶，频频呼唤，扰其元神。但诊其脉，若虚软和缓，虽倦怠不语，汗出肤冷，却非脱症。

周澄之曰：此论甚细切。凡战汗之后，多有此象，但热邪在气分，似不须战，更不须再三战，必邪入营分，方有战汗，即伤寒亦如此，况温热乎。何者？凡伤寒战汗，乃正阳为邪气蹂躏，温补元阳，力透重围，故有战象。若温热之战汗，必待津液耗燥，滞入营分，以甘寒扶胃生津，如大旱遇雨，阴津与亢阳相争，亦作战也。若在气分，则但汗耳，何以战为？

若脉急疾，躁扰不卧，肤冷汗出，便为气脱之症矣。更有邪盛正虚，不能一战而解，停一二日再战汗而愈者，不可不知。

魏柳洲曰：脉象突然双伏或单伏，而四肢厥冷，或爪甲青紫，欲战汗也。宜熟记之。

王士雄曰：温热之邪，迥异风寒。其感人也，自口鼻入，先犯于肺，不从外解，则里结而顺传于胃。胃为阳土，宜降宜通，所谓腑以通为补也。故下章即有分消走泄，以开战汗之门户云云。可见益胃者，在疏瀹其枢机，灌溉汤水，俾邪气松达，与汗偕行，则一战可以成功也。

璜按：此论精微之至。试观热病欲解时，饮以烧阳，多汗出而热退。即此可悟益胃透汗之法。

又按：腑以通为补一语，有至理存焉。人身气机开展，消化器、泌别器各运用其敷布之权，而气体以和。治热病然，非徒治热病然也。西洋医以大黄、黄连、龙胆草为补剂，即是此意。

再论气病有不传血分，而邪传三焦，亦如伤寒中少阳病也。彼则和解表里之半，此则分消上下之势，随时变法。

璜按：温热病，以清降下行为顺。湿温、温疟，尤宜分消其势，或涤痰，或解秽，或温运胃中之寒湿，而佐以解热，随时变法，具有妙用。西医每以中国言阴阳六气为不足凭。呜呼！舍阴阳六气，而见病治病，死守形质，能如此灵活通变否耶？

如近时杏、朴、苓等类，或如温胆汤之走泄。

周澄之曰：王注此法，似指湿温，或其人素有痰饮者，苦淡兼微辛，乃通腑降浊以宣扬，性取降，而气味仍取轻扬也。

因其仍在气分，犹可望其战汗之门户，转疟之机括。

章虚谷曰：《经》言三焦膀胱者，腠理毫毛其应，而皮毛为腑之合。故肺经之邪，不入营而传心胞，即传于三焦。其与伤寒之由太阳传阳明者，不同伤寒传阳明，寒邪化热，即用白虎等法，以阳明阳气最盛故也。凡表里之气，莫不由三焦升降出入，而水道由三焦而行。故邪初入三焦，或胸胁满闷，或小便不利，此当展其气机。虽温邪不可用寒凉遏之，如杏朴温胆之类，辛平甘苦，以利升降而转气机。开战汗之门户，为化疟之丹头。此中妙理，非先生不能道出，以启后学性灵也。不明此理，一闻温病之名，即乱投寒凉，反使表邪内闭，其热更甚。于是愈理而病愈重，至死不悟其所以然，良可慨也。

璜按：胸胁满闷，小便不利，温热病中有此二症者最多。宣通气机，正是确论。惟苦淡微辛，除湿热外，宜于清肃滑降，通络蠲痰者，殊属不少，皆所以展其气机也。虚谷主以杏朴温胆，施之湿重于热者尚宜，否则难免劫津燥液。

王士雄曰：章氏此释于理颇通，然于病情尚有未协也。其所云分消上下之势者，以杏仁开上，厚朴宣中，茯苓导下，似指湿温或其人素有痰饮者而言，故温胆汤亦可用也。试以《指南》温湿各案参之，自见。若风温留连气分，下文已云到气才可清气。所谓清气者，但宜展气化以轻清，如栀、芩、蒌、苇等味是也。虽不可遽用寒滞之药，而厚朴、茯苓亦为禁剂。彼一闻温病即乱投寒凉，固属可慨，而不辨其有无湿滞，概用枳、朴，亦岂无遗憾乎？至转疟之机括一言，原指气机通达，病乃化疟，则为邪杀也。从此迎而导之，病自渐愈。奈近日市医，既不知温热为何物，柴、葛、羌、防，随手浪用，且告病家曰须服几剂柴胡，提而为疟，庶无变端。病家闻之，无不乐从。虽至危殆，犹曰提疟不成，病是犯真。故病家死而无怨，医者误而不悔。彼此梦梦，亦可慨夫！

璜按：风温、湿温、伏暑、热病，化疟者甚多，皆所谓时疟也。时疟每偏于热，不甚恶寒，早晚发作，亦无定候，用柴、胡、羌、防等类，必至热邪披猖，甚至入营。以近世新学说考之，乃由肉叉蚊有寄生体，因刺螫人体传染而来。此寄生体从患疟人之血液中或赤血球内检查而出。其寄生体生殖时期，即为疟疾发作时期。其有一日、两日、三日之疟疾者，皆寄生体之生殖为之也。抑显微镜之检查血轮，有热时之寄生体，有热退时之寄生体。此项论说，为今盛行，东西医学家甚为注意，附录于此，以告于我国医界。

大凡看法，卫之后方言气，营之后方言血。

周澄之曰：有学问，有本领，不以营卫直属气血极是。《内经》言之非一，后人每以营卫作气血之别名者，盖滑口粗心，未之加察也。此等处即见读书察症，心细如发。

在卫汗之可也，到气才可清气。入营犹可透热转气，如犀角、元参、羚羊角等物入血，就恐耗血动血，直须凉血散血，如生地、丹皮、阿胶、赤芍等物。否则，前后不循缓急之法，虑其动手便错，反至慌张矣。

章虚谷曰：凡温病初感，发热而微恶寒者，邪在卫分；不恶寒而恶热，小便色黄，已入气分矣。若脉数舌绛，邪入营分；若舌深绛，烦扰不寐，或夜有谵语，已入血分矣。邪在卫分，汗之，宜辛凉轻解，直清气热，不可寒滞，反使邪不外达而内闭，则病重矣。故虽入营，犹可开达，转出气分而解。倘不如此，细辨施治，动手便错矣。先生为传仲景之道脉，迥非诸家立言所及也。

璜按：治温热病，虽宜用凉解，然虑其寒滞，宣透法仍不可少。

王士雄曰：外感温病，如此看法，风寒诸感，无不皆然。此古人未达之旨，近惟[①]王清任知之。若伏暑温病，自里出表，乃先从血分而后达于气分。故起病之初，往往舌润而无苔垢，但察其脉软，而或弦或微数，口未渴而心烦恶热，即宜投以清解营阴之药。殆邪从气分而化，苔始渐平，然后再清其气分可也。伏邪重者，初起即舌绛咽干，甚有肢冷脉伏之假象，亟宜大清阴分

① 惟：原作"维"，据字义改。

伏邪，继必厚腻黄润之苔渐生，此伏邪与新邪先后不同处。更有邪伏深沉，不能一齐外出者，虽治之得法，而苔退舌淡之后，逾一二日，舌复干绛，苔复黄燥，正如抽蕉剥茧，层出不穷，不比外感温邪，由卫及气、自营而血也。秋月伏暑症，轻浅者邪伏膜原，深沉者亦多如此。苟阅历不多，未必知其曲折乃尔也。附识以告留心医学者。

璜按：此解字字金玉，可为法程。

又按：伏气病将发未发时，类多舌绛。发热后衄血者甚多，由营分而达于气分，即此可知。

又按：病由营发，益忌辛燥风药，至肢冷脉伏。在阅历未深者，遇此未免慌张。然既舌绛，又属厥深热深，以热度表试之，肢虽冷而热度亦高，开手即宜大剂清营，方免贻误。

且吾吴湿热害人最广，如面色白，须要顾其阳气。湿胜则阳微也，如法应清凉，用到十之六七，即不可过于寒凉，恐成功反弃。何以故耶？湿热一去，阳亦衰微也。面色苍者，须要顾其津液，清凉到十分之六七，往往热减身寒，不可就云虚寒而投补剂，恐炉烟虽熄，灰中有火也。须细察精详，方少少与之，慎不可直率而往也。

璜按：此先生之慎重用药也。清凉虑损阳，补剂虑助火，病机到此，惟育阴，略佐温运透湿，为善后妙法。

又有酒客里湿素盛，外邪入里，里湿为合。在阳旺之躯，胃湿恒多；在阴盛之体，脾湿亦不少。然其化热则一，热病救阴犹易，通阳最难。救阴不在血，而在津与汗；通阳不在温，而在利小便。然较之杂症，则有不同也。

周澄之曰：二语为治温病中半截要着，与前透风渗湿同一本领。下节攻里，是后半截要着也。

璜按：泄阳分之邪热，即所以救阴；利阴分之湿寒，即所以通阳。仲景竹叶石膏汤、麻黄汤、五苓散，即是此意。二语直从《伤寒论》精研而出，特在温热病门用药有不同耳。

再论三焦，不得从外解，必致成里结。里结于何？在阳明胃与肠也。亦须用下法，不可以气血之分，就不可下也。但伤寒邪热在里，劫烁胃津，下之宜猛。此多湿邪内搏，下之宜轻。

周澄之曰：湿邪最濡滞，来缓去亦缓。在表不可猛汗，在里不可猛下。

伤寒大便溏，为邪已尽，不可再下。湿温病大便溏，为邪未尽，必大便硬，慎不可再攻也，以粪燥为无湿矣。

王士雄曰：伤寒化热，固是阳邪。湿热凝滞者，大便虽不干枯，黑如胶漆者有之，岂可目为阴邪？谓之浊邪可也。

璜按：伤寒大便溏，虽栀子豉汤，亦所禁用。若温病之大便秘，宜大剂清解，至气机通畅以后，仍下胶粪，而不干结，且粘臭异常，切不可以粪溏而谓中虚。

再人之体脘在腹上，其地位处于中，按之痛或自痛，或痞胀，当用苦泄，以其入腹近也，必验之于舌，或黄或浊，可与小陷胸汤，或泻心汤，随症治之。或白不燥，或黄白相兼，或灰白不渴，慎不可乱投苦泄。其中有外邪未解，表先结者，或邪郁未伸，或素属中冷者，虽有脘中痞闷，宜从开泄，宣通气滞，以达归于肺。如近世之杏、蔻、橘、桔等，是轻苦微辛，具流动之性可耳。

章虚谷曰：此言苔白为寒，不燥则有痰湿。其黄白相兼、灰白而不渴者，皆阳气不化，阴邪壅滞。故不可乱投苦寒滑泄，以伤阳也。其外邪未解而里先结，故苔黄白相兼而脘痞，皆宜轻苦微辛，以宣通其气滞也。

王士雄曰：凡视温症，必察胸脘。如拒按者，必先开泄。若苔白不渴，多挟痰湿。轻者，橘、蔻、菖、薤。重者，枳实、连、夏，皆可用之。虽舌绛神昏，但胸下拒按，即不可率投凉润，必参以辛开之品，始有效也。

璜按：腹痛或胀，伏气病初发有之，病后亦有之。相其在气在营，于当用方中加入百合、丹参、川楝、橘红、檀香、朴花之属，往往获效。

又按：伏暑病，脘闷作呕者居多，不先开泄，变成昏迷及结胸者，往往而有。若舌干绛，于清营养液方中，亦须佐以辛开之品。

再前云舌黄或渴，须要有地之黄。若光滑者，乃无形湿热中有虚象，大忌前法。

周澄之曰：以有地无地，分有形无形，虚字即指无形，即膻中气分空虚处也。

其脐以上为大腹，或满或胀或痛，此必邪已入里矣。表证必无，或十只存一，亦须验之于舌，或黄甚，或如沉香色，或如灰黄色，或老黄色，或中有断纹，皆当下之，如小承气汤，用槟榔、枳实、青皮、元明粉、生首乌等。若未见此等舌，不宜用此等法，恐其中有湿聚太阴为满，或寒湿杂症为痛，或气壅为胀，又当以别法治之。

王士雄曰：章氏以白为寒，非大温其湿不去是也。然苔虽白而不燥，还须问其口中和否。如口中自觉黏腻，则湿渐化热，仅可用厚朴、槟榔等苦辛微温之品。口中苦渴者，邪已化热，不但大温不可用，必改用淡渗、苦降、微凉之剂矣。或渴喜热饮者，邪虽化热，而痰饮内盛也，宜温胆汤加黄连。

璜按：腹胀痛，温热病初起亦有之。有用通络搜邪热发而胀痛寻止者，此乃伏邪由里出表之象。璜曾数见之，非太阴症也。至云湿聚太阴为满，或寒温杂症为痛等。夫胀满，乃肠胃之病。太阴为脾，据仲景《伤寒论》，亦以寒湿胀满为太阴之病。盖以寒邪因气体之传变而异，阳胜则入阳明之腑，阴胜而入太阴之脏。与本节所云湿聚太阴为满者，病形来源虽不同，而湿动太阴之症，则无不同也。西说以脾主收聚往来余剩之血，以宽闲动脉，而保护脏腑，有发生白血轮之作用。热症传染病或因赤血球破坏其分解物，与血液热入脾脏而刺激之，则脾血管扩张充血，脾髓组织增生而成脾肿。此病颇多，我国医学无此精切，合附录之。

又按：脐上为大腹，乃胃也，非太阴之部位。太阴脾连于甜肉经，即膵脏也。主其甜汁，助胆汁，以消食物。或者脾病，甜肉经为之障碍，因之消化不良，胃部胀满，故名之为太阴症乎！特存其说，以资考证。

再黄苔不甚厚而滑者，热未伤津，犹可清热透表。若虽薄而干者，邪虽去而津受伤也，苦重之药当禁，宜甘寒轻剂可也。

再论其热传营，舌色必绛。绛，深红色也。初传绛色中兼黄白色，此气分之邪未尽也。泄卫透营，两和可也。纯绛鲜色者，包络受病也，宜犀角、鲜生地、连翘、郁金、石菖蒲等。延之数日，或平素心虚有痰，外热一陷，里络就闭，非菖蒲、郁金等所能开，须用牛黄丸、至宝丹之类，以开其闭。恐其昏厥为痉也。

何报之曰：温热病一发，便壮热烦渴，舌心赤而有白苔者，虽滑仍当清里，切忌表药。

章虚谷曰：纯绛鲜泽者，言无苔色，则胃无浊垢，而邪已入营，其热在心胞也。若平素有痰，必有舌苔。其心虚血少者，舌色多不鲜赤，或淡晦无神，邪陷，多危而难治。于此可卜吉凶也，宜牛黄丸。痰湿盛而有垢浊之苔者，宜至宝丹。

璜按：邪陷心胞，即西医所谓神经中枢被细菌侵害之症也。此症轻者，头痛不安，意识溷浊。重者或昏谵，或昏痉不知人。舌绛者，用牛黄丸、神犀丹多愈。舌淡晦者，虽神气半明半昧，每每变生不测，不可不知。

再色绛而舌中心干者，乃心胃火燔，劫烁津液，即黄连、石膏亦可加入。若烦渴烦热，舌心干，四边色红，中心或黄或白者，此非血分也，乃上焦气热烁津。急用凉膈散，散其无形之热，再看其后转变可也。慎勿用血药，以致滋腻留邪。至舌绛望之若干，手扪之原有津液，此津亏湿热熏蒸，将成浊痰蒙蔽心胞也。

王士雄曰：热已入营，则舌色绛。胃火烁液，则舌心干，加黄连、石膏于犀角、生地等药中，以清营热而救胃津，即白虎加生地之例也。其舌四边红而不绛，中兼黄白而渴，故知其热不在血分而在上焦气分。当用凉膈散清之，勿用血药，引入血分，反难解散也。盖胃以通降为用，若营热蒸其胃中，浊气成痰，不能下降，反上熏而蒙蔽心包。望之若干，扪之仍湿者，是其先兆也。

璜按：此节辨在气、在营，及邪时侵扰神明之候，尤为精到。盖人身机括，惟心营肺气，及中枢神经，最为重要。其死人也，动在俄顷。湿热初病多在肺，次在营，又次则扰及神经，谓非由口鼻传染而不可也。以生活最关系之肺脏、心脏，及脑神经，因热病而波累而及，偶一误治，对于生命遂有不良之结果。医者遇此，尤当心细如发，胆大于身，方足以生死人而肉白骨。叶氏此论辨在气，忌用血药；辨在营，须清热育阴。又恐秽浊蒙蔽神明，以舌望之若干，手扪之原有津液，为浊邪害清，先事预防之播告。际此时机，尤须于当用药中加芳香开窍诸品，以泄秽毒而展神明。《易》曰："知几，其神乎？"吾于叶天士先生而有以识之也。

再有热传营血，其人素有瘀伤、宿血在胸膈中，其舌色必紫而晦，扪之湿。当加入散血之品，如琥珀、丹参、桃仁、丹皮等。不尔，瘀血与热为伍，阻遏正气，遂变如狂发狂之证。若紫而肿大者，乃酒毒冲心。若紫而干晦者，肾肝色泛也，难治。

章虚谷曰：舌紫而暗，暗即晦也。扪之潮湿不干，故为瘀血。其晦而干者，精血已枯。邪热乘之，故为难治。肾色黑，肝色青，青黑相合，而见于舌变成紫晦，故曰肾肝色泛也。酒毒冲心，急加黄连清之。

舌色绛，而上有黏腻，似苔非苔者，中挟秽毒之气，急加芳香逐之。舌绛欲伸出口，而抵齿难骤伸者，痰阻舌根，有内风也。舌绛而光亮，胃阴亡也，急用甘凉濡润之品。若舌绛而干燥者，火邪劫营，凉血清火为要。舌绛而有碎点白黄者，当生疳也。大红点者，热毒乘心也，用黄连、金汁。其有虽绛而不鲜，干枯而痿者，肾阴涸也。急以阿胶、鸡子黄、地黄、天冬等救之，缓则恐涸极而无救也。

章虚谷曰：挟秽者，必加芳香以开降胃中浊气，而清营热矣。痰阻舌根，由内风之逆，则开降中又当加辛温咸润以息内风也。脾肾之脉皆连舌本，亦有脾肾气败而舌短不能伸者，其形貌面色亦必枯瘁，多为死症，不独风痰所阻之故也。其舌不鲜，干枯而痿，肾阴将竭，亦为危症，而黄连、金汁并可治疳也。

璜按：舌短难骤伸，死症恒多，风痰所阻，特间有之耳。余曾诊两人，一绛干颤动而难伸，一舌痿缩湿腻、苔布满而难伸，均于诊后一二日死。

王士雄曰：光绛而胃阴亡者，炙甘草汤去姜、桂，加石斛，以蔗浆易饴糖。干绛而火邪劫营者，晋之犀角地黄汤加元参、花粉、紫草、银花、丹参、莲子心、竹叶之类。若尤氏所云不能饮冷者，乃胃中气液两亡，宜复脉原方。

其有舌独中心绛干者，此胃热心营受灼也，当于清胃方中，加入清心之品。否则延及于尖，为津干火盛也。舌尖绛独干，此火心上炎，用导赤散泻其腑。

章虚谷曰：其干独在舌心舌尖，又有热邪在心与胃之别。尖独干是心热，其热在气分者必渴，以气热劫津也。热在血分，其津虽涸，其气不热，故口干而不渴也。多饮能消水者为渴，不能多饮，但欲略润者为干。又如血分无热而口干者，是阳气虚，不能生化津液，与此大不同也。

王士雄曰：舌心是胃之分野，舌尖乃心之外候。心胃两清，即白虎加生地、黄连、犀角、竹叶、莲子心也；津干火盛者，再加西洋参、花粉、梨汁、蔗浆可耳。火上炎者，导赤散入童溲，尤良。

再舌苔白厚而干燥者，此胃燥气伤也，滋润药中加甘草，令甘守津还之意。舌白而薄者，外感风寒也，当疏散之。若舌干薄者，肺津伤也，加麦冬、花露、芦根汁等轻清之品，为上者上之也。若白苔绛底者，湿遏热伏也，当先泄湿透热，防其就干也，勿忧之，再从里透于外，则润变矣。初病舌就干，神不昏者，急加养正透邪之药。若神已昏，此内匮矣，不可救药。

章虚谷曰：苔白而厚，本是浊邪，干燥伤津则浊结不能化，故当先养津而后降浊也。肺位至高，肺津伤，必用轻清之品，方能达肺。若气味厚重而下走，则反无涉矣，故曰上者上之也。湿遏热伏，必先用辛开苦降以泄其湿，湿开热透，故防舌干。再用苦辛甘凉，从里而透于外，则胃气输布，舌即变润，自能作汗，而热邪亦可随汗而解。若初病舌即干，其津液素竭也，急当养正，略佐透邪。若神已昏，则本原败而正不胜邪，不可救矣。

王士雄曰：有初起舌干，而脉滑脘闷者，乃痰阻于中，而液不上潮，未可率投补益也。

璜按：白苔绛底，或厚黄苔绛底，秋后伏热症多见之，乃营分之热，受膈间湿邪蒙蔽也。见此舌，询之，无不脘闷。此症滋液则助痰，运湿则益热，用升提则神昏，久服元参、生地、二冬等，则动中宫之湿，痰气升浮，气道不利，阴霾蔽天，往往气逆眼吊，肢冷神呆而死。温热病虽宜育阴，独于此症则宜慎。

又不拘何色，舌上生芒刺者，皆是上焦热极也。当用青布拭冷，薄荷水揩之，即去者生，旋即生者险矣。

生芒刺者，苔必焦黄。或黑无苔者，舌必深绛。其苔白或淡黄者，胃无大热，必无芒刺。或舌尖或两边有小赤瘰，是营热郁结。当开泄气分，以通营清热也，宜凉膈散主之。

舌苔不燥，自觉闷极者，属脾湿盛也。或有伤痕血迹者，必问曾经搔挖否？不可以有血而便为枯证，仍从湿治可也。再有神情清爽，舌胀大，不能出口者，此脾湿胃热，郁极化风而毒延口也。用大黄磨入，当用剂内，则舌胀自消矣。

何报之曰：凡中宫有痰饮水血者，舌多不燥，不可误认为寒也。

周澄之曰：此即前舌绛难伸，痰阻内风之症，一为缩急，一为胀大。前人有用生蒲黄末涂舌者，大致总不外苦辛开痰降热也。

再舌上白苔粘腻，吐出浊厚涎沫，口必甜味也，为脾瘅病。乃湿热气聚，与谷气相搏，土有余也。盈满则上泛，当用省头草芳香辛散以逐之则退。若舌上苔如碱者，胃中宿滞，挟浊秽郁伏，当急急开泄。否则闭结中焦，不能从膜原出矣。

章虚谷曰：脾瘅而浊泛口甜者，更当视其舌本。如红赤者为热，当辛通苦降以泄浊。如色淡不红，由脾虚不能摄涎而上泛，当健脾以降浊也。苔如碱者，浊结甚，故当急急开泄，恐内闭也。

璜按：脾瘅多由痰涎聚于胸脘甚者，如有物凭焉。寒热将发，每从痰食结聚处而出。胸脘冷则肢体淅淅恶寒，胸脘温则肢体翕翕发热。是症余曾治之，大概以辛香逐秽，温运除痰立法。

周澄之曰：温病必察胸脘，如拒按者，即舌绛神昏，亦宜辛苦开泄，不可率投甘润。缘甘寒清润之药，得大热煎熬，其膏液即化为胶涎，结于脘中矣。惟胃燥津伤乃可以甘润养胃，为其胃中本虚也。

王士雄曰：浊气上泛者，涎沫厚浊，小溲黄赤；脾虚不运者，涎沫稀黏，小溲清白，见症迥异。虚证宜温中以摄液，即理中汤，或四君加益智之类可也。何亦以降浊为言乎？疏矣。

若舌无苔，而有如烟煤隐隐者，不渴肢寒，知挟阴病。如口渴烦热，平时胃燥舌也，不可攻之。若燥者，甘寒益胃；若润者，甘温扶中。此何故？外露而里无也。

章虚谷曰：凡黑苔大有虚实寒热之不同。即黄白之苔，因食酸味，其色即黑，尤当问之。其润而不燥，舌色并不紫赤，或无苔如烟煤者，正是肾水来乘心火，其阳虚极矣。若黑而燥裂者，火极变水色，如焚木成炭而黑也。虚实不辨，死生反掌耳。

周澄之曰：旧注舌黑有因食酸味，又食橄榄，令舌黑，枇杷令舌黄，不可误以为病也。大黄亦令舌黄，更能令小便黄赤。此等俱宜平时细心察之。

若舌黑而滑者，水来克火为阴症，当温之。若见舌缩，此肾气竭也，为难治。欲救之，加人参五味，勉希万一。舌黑而干者，津枯火炽，急急泻南补北。若黑燥而中心厚焙者，急以咸苦下之。

何报之曰：发热症夹血，多有中心黑润者，勿误作阴症治之。

章虚谷曰：黑苔而虚寒者，非桂附不可治，佐以调补气血，随宜而施。若黑燥无苔，胃无渴邪，故当泻南方之火，补北方之水，仲景黄连阿胶汤主之。黑燥而中心厚者，胃浊邪热干结也，宜用硝、黄咸苦下之矣。

璜按：舌至黑苔，最为危候。此节辨寒热虚实，具见明晰。再以脉症参之，病无遁情矣。以至危之候，真能辨虚实寒热，多可起死回生。奈今之学西医者，每鄙中医之言，寒热虚实为陈羹土饭。呜呼，其然岂其然乎！

周澄之曰：王注云更有阴虚舌黑者，苔不甚燥，口不甚渴，其舌甚赤，或舌心虽黑，无甚苔垢。舌本枯而不甚赤，证虽烦渴，便秘，腹无满痛，神不甚昏，俱宜壮水滋阴，不可以为阴症也。若黑苔，望之，虽燥而生刺，但渴不多饮，或不渴，其边或有白苔，舌本淡而润者，亦属假热，治宜温补。若舌心并无黑苔，舌根有黑苔而燥者，宜下之，以热在下焦也。若舌本无苔，惟尖黑燥，为心火自焚，不治。按此死血攻心也。此段论黑苔，为叶氏所未及，故附录之。

舌淡红无色，或红而色不荣者，当是胃津伤，而气无化液也。宜炙甘草汤，不可用寒凉药。

何报之曰：红嫩如新生，望之似润，而燥渴殆甚者，为妄行汗下，以致津液竭也。

章虚谷曰：淡红无色，心脾气血素虚也，更加干而色不荣，胃中津气亦亡也，故不用苦寒药。炙甘草汤养气血以通经脉，其邪自可渐去矣。

璜按：邪在气多淡红，邪在血多深红。干而色不荣，不徒津亡，兼伤其血矣。此等候不宜徒诊舌，须兼脉证辨之。

若苔白如粉而滑，四边色紫绛者，温疫病初入膜原，未归胃腑，急急透解，莫待传陷而入为险恶之病。且见此舌者，病必见凶，须要小心。凡斑疹初见，须用纸捻照见胸背两胁，点大而在皮肤之上者为斑；或云头隐隐，或琐碎小粒者为疹，又宜见小而不宜见多。按方书谓斑色红者属胃热，紫者热极，黑者胃烂。然亦必看外症所合，乃可断之。

章虚谷曰:温疫白如积粉之厚,其秽浊重也。舌本紫绛,则邪热为毒所闭,故当急急透解。

王士雄曰:温热病,舌绛而白苔满布者,宜清肃肺胃。更有伏痰内盛,神气昏瞀者,宜开痰为治。黑斑、蓝斑亦有可治者。

璜按:温疫斑疹,东医名为猩红热,西医以为噜哂噢拉。我国则以为热毒郁于血中,当汗不汗,当下不下,火盛不解,酿成是症也。病之初起,舌之边缘有强度发赤,中央部及基底部被以带青灰白色及灰白黄色之苔。前兆期多有剧烈之恶寒反复,或一回之战栗开其端。在小儿每发全身痉挛,体温升腾,达于三十九度或四十度,恶心呕吐,心悸亢进,全身倦惫,头痛,咽喉亦或痛,甚至咽下困难此等症。疫咳假痘小肠坏症,盛行时多有之。蓝斑少见,黑斑半出半隐,必兼喉咙极肿,每多溃烂朽腐,内致流血,自内胃肉皮起,流入小肠内,皮下入溺管内皮,多成死候。

然而春夏之间,湿病俱发疹为甚,且其色要辨。如淡红色,四肢清,口不甚渴,脉不洪数,非虚斑即阴斑。或胸微见数点,面赤足冷,或下利清谷。此阴盛格阳于上而见,当温之。

章虚谷曰:此专论斑疹,不独温疫所有,且有虚实之迥别也。然火不郁不成斑疹,若虚火力弱而色淡,四肢清者,微冷也。口不甚渴,脉不洪数,其非实火可征矣,故曰虚斑。若面赤足冷,下利清谷,此阴寒格拒其阳于外。内真寒外假热,郁而成斑,故直名为阴斑也。须附、桂引火归元,误投凉药即死,实火误补亦死,最当详辨也。

璜按:阴症发斑,状如蚊迹,多出胸背手足间,但稀少而淡红,身虽热而安静。以其人元气素弱,心肾有亏,当补不补,则阴凝不解,或服凉药太过,以致变成阴症。寒郁于下,逼其无根失守之火,聚于胸中,薰灼脾胃,传于皮肤而发斑点。此症宜温补托邪,西医不识也。尝考《西医全书》云,亦有寻常症于行病之后,忽见甚危者。其脉极弱,症已回散,身冷,逾数时即死者,此即叶氏所谓阴斑也。又云尝有周身肿胀,复积水成臌症者,其小便短少色黑,内有瘀血,尿浊重而多蛋白,呕泻齐至,头痛困倦无神,身热时轻时重,脉迟而散乱。此为出疹臌症,抑又死症也。其所以然之故,不尽由内肾坏所致,亦因肺与小肠有病而然。又有尿清白而极少,或数日无小便者。此则内肾伏毒,必觉眼蒙,昏迷不醒与抽筋,随则因脑流血而毙,或肺肿胀而绝,或精力耗尽而死。此二症热本不甚,以其元气素弱,不能送毒外出,致成种种危候。所云"久病之亏,穷必及肾",亦即阴症发斑之类耳。故治此症,误凉误补,均有大害。全在医者心有灵犀,当机立断,乃能起死回生。余尝治一王姓，疹后疹未全收，身微热，面色无华，喉中痰声漉漉，脉象虚弱，医者犹用清热通套之品。余独排众议，投以王清任可保立苏汤，而热退痰收。呜呼！医岂易言哉！方见《医林改错》。

若斑色紫而小点者，心包热也。点大而紫，胃中热也。黑斑而光亮者，热胜毒盛，虽属不治，若其人气血充实，或依法治之，尚可救。若黑而晦者，必死。若黑而隐隐，四旁赤色，火郁内伏，大用清凉透发，间有转红，或可救者。若夹斑带疹，皆是邪之不一，各随其部而泄。然斑属血者恒多，疹属气者不少，斑疹皆是邪气外露之象，发出宜神清气爽，为外解里和之意。如斑疹出而昏者，正不胜邪，内陷为患，或胃津内涸之故。

章虚谷曰：此论实火之斑疹也。点小即是从血络而出之疹，故热在心胞。点大从肌肉而出为斑，故热在胃。黑而光亮者，元气犹充，故或可救。黑暗则元气败，必死矣。四旁赤色，其气血尚活，故可透发也。斑疹夹杂经胃之热，各随其部而外泄，热邪入肾，本属气分，见斑则邪属于血者，多矣。疹从血络而出，本属血分，然邪由气而闭其血，方成疹也。必当两清气血，以为治也。既出而反神昏，则正不胜邪而死矣。

璜按：斑疹病毒，西医以为在血液、泪液、鼻、喉头及气管枝分泌物，迨疹之既发，串连成片，周身红紫，舌苔黄厚，色红起泡，日间心神慌乱，夜里常谵语。以实症论，实不无在气、在血之分，惟察其皮肉积血颇多，故治法尤以清血为要。此等症常随疫咳、假痘、小肠炎等而发生，或来热度之升腾，或见心脏之衰弱，或显呈脑障害之症状，常由热度过高，兼心脑两症状而死。间有尿中含多量蛋白质，起肾脏圆柱及血液之排泄，尿量减少，体温升腾，则又有内肾炎之发生。于此先则乏尿，后则发尿毒症而毙命。盖温热中之斑疹，其关系有如此者。

再有一种白痦小粒，如水晶色者。此湿热伤肺，邪虽出而气液枯也，必得甘药补之。或未至久延，伤及气液，乃湿郁卫分，汗出不彻之故，当理气分之邪。或白如枯骨者多凶，为气液竭也。

王士雄曰：湿热之邪，郁于气分，失于轻清开泄，幸不传及他经，而从卫分发白痦者，治当清气分之余邪。邪若久郁，虽化白痦，而气机随之以泄，故宜甘濡以补之。苟色白如枯骨者，虽补以甘药，亦恐不及也。

杨素园曰：湿热素盛者，多有此症。然在温病中为轻症，不见有他患。其白如枯骨者，未经阅历，不敢臆断。

汪谢城曰：白痦，前人未经细论，此条之功不少。白如枯骨者，余曾见之，非惟不能救并不及救。故俗医一见白痦，辄以危言恐吓病家。其实白如水晶色者，绝无紧要，吾见甚多。然不知甘濡之法，反投苦燥升提，则不枯者亦枯矣。

璜按：白如枯骨，必兼发喘，此死症也。余临症时曾见之。

再温热病看舌之后，亦须验齿。齿为肾之余，龈为胃之络，热邪不燥胃津，必耗肾液，且二经之血皆走其地，病深动血，结瓣于上。阳血者色必紫，紫如干漆；阴血者色必黄，黄如酱瓣。阳血若见，安胃为主；阴血若见，救肾为要。然豆瓣色者多险，若症还不逆者，尚可治，否则难治矣。何以故耶？盖阴下竭，阳上厥也。

章虚谷曰：肾主骨，齿为骨之余。故齿浮龈不肿者，为胃火水亏也。胃脉络于上龈，大肠络于下龈，皆属阳明。故牙龈肿痛为阳明之火。若湿入胃，则必连及大肠。血循经络而行，邪热动血而上结于龈。紫者，为阳明之血，可清可泻。黄者，为少阴之血，少阴血伤为血竭，其阳上亢而气厥逆，故为难治。

璜按：此节言齿龈紫黄，据初病言耳。若久病，黄者为多。余曾治黄氏妇，神气昏沉，面黄唇黄，齿龈黄而无热，自汗出，脉浮虚，牙关紧急不开，延四日矣。小便时下，三日前大便溏泄一次。因思此病全属虚症，然见其面有惨状，身无厥冷，汗出脉虚，又属可治。因仿张令韶案，令按其腹，病者似觉痛苦，手足抽动。再按两次，俱然。断为大实有虚象，用大承气下之，汗收噤开，身能转侧。神气未清，再投以复脉汤，去姜、桂，加紫雪丹，遂愈。复用养营理中善后而痊愈。然则龈黄，岂尽少阴血伤耶？附此备考。

齿若光燥如石者，胃热甚也。若无汗恶寒，卫偏胜也，辛凉泄卫，透汗为要。若如枯骨色者，肾液枯也，为难治。若上半截润，水不上承，心上上炎也，急急清心救水，俟枯处转润为妥。

章虚谷曰：胃热甚而反恶寒者，阳邪内郁，表气不通，故无汗而为卫气偏胜，当泄卫以透发其汗，则内热即从表散矣。凡恶寒而汗出者，为表阳虚，腠理不固，虽有内热，亦非实火矣。齿燥有光者，胃津虽干，肾气未竭也。如枯骨者，肾亦败矣，故难治也。上半截润，胃津养之；下半截燥，由肾水不能上滋其根，而心火燔灼。故急当清心救水，仲景黄连阿胶汤主之。

璜按：白如枯骨，大剂养肝肾之阴，亦有愈者。

若咬牙啮齿者，湿热化风痉病。但咬牙者，胃热走其络也。若咬牙而脉症皆衰者，胃虚无谷，以内荣亦咬牙也。何以故耶？虚则喜实也。舌本不缩而鞕，而牙关咬定难开者，此非风痰阻络，即欲作痉症，用酸物擦之即开，木来泄土故也。

章虚谷曰：牙齿相啮者，以内风鼓动也。但咬不啮者，热气盛而络满，牙关紧急也。若脉症皆虚，胃无谷养，内风乘虚袭之入络而亦咬牙，虚而反见实象，是谓虚则喜实，当详辨也。又如风痰阻络为邪实，其热盛化风，欲作痉者，或由伤阴而挟虚者，皆当辨也。

若齿垢如灰糕样者，胃气无权，津亡湿浊用事，多死。而初病齿缝流清血，痛者，胃火冲激也；不痛者，龙火内燔也。齿焦无垢者死，齿焦有垢者，肾热胃劫也。当微下之，或玉女煎清胃救肾可也。

章虚谷曰：齿垢由肾热蒸胃中浊气所结，其色如灰糕，则枯败而津气俱亡。肾胃两竭，惟有湿浊用事，故死。齿缝流清血，因胃火者出于龈，胃火冲激，故痛。不痛者出于牙根，肾火上炎故也。齿焦者肾水枯，无垢则胃液竭，故死。有垢者，火盛而气液未竭，故审其邪热甚者，以调胃承气，微下其胃热。肾水亏者，玉女煎清胃滋肾可也。

再妇人病温与男子同，但多胎前产后，以及经水适来适断。大凡胎前病，古人皆以四物加减用之，谓护胎为要，恐来害娠。如热极，用井底泥、蓝布浸冷覆盖腹上等，皆是保护之意。但亦要看其邪之可解处，用血腻之药不灵，又当省察，不可认板法。然须步步保护胎元，恐损正邪陷也。

章虚谷曰：保护胎元，勿使邪热入内伤胎也。如邪犹在表分，当从开达外解，倘执用四物之说，则反因邪入内，轻病变重矣。故必审其邪之浅深而治，为至要也。若邪热迫胎，急清内热为主，如外用泥、布等盖覆，恐攻热内走，反与胎碍，更当详审，勿轻用也。总之，清热解邪，勿使伤动其胎，即为保护。若助气和气以达邪，犹可酌用，其补血腻药，恐反遏其邪也。且《内经》曰：妇人重身，毒之何如？岐伯曰：有故无殒，亦无殒也。大积大聚，其可犯也。衰其大半而止，不可过也。故如伤寒阳明实热症，亦当用承气下之，邪去则胎安也。盖病邪浅则在经，深则在腑。而胎系于脏，攻其经腑，则邪当其药，与脏无碍。若妄用补法以闭邪，则反害其胎矣。倘邪已入脏，虽不用药，其胎必殒，而命难保。所以《经》言，有故无殒者，谓其邪未入脏，攻其邪，亦无殒胎之害也。故要其在辨症明晰，用法得当，非区区四物所能保胎者也。故先生曰：看其邪之可解处，不可任板法，至哉言乎！

璜按：孕妇患温热症，按症施治，较常人尤须多用大剂，急夺其热，即所以保其胎。若迟疑贻误，以致腹痛如椎，腰痛如折，服药已无及矣。温热病多损胎，痢疾亦多堕胎。胎堕后神气昏沉，手足厥冷者多死。古云：需者，事之贼。[1] 医者、病家慎勿以假小心误事也。

至于产后之法，按方书谓慎用苦寒，恐伤其已亡之阴也。然亦要辨其邪能从上中解者，稍从证用之，亦无妨也。不过勿犯下焦，且属虚体，当如虚怯人病邪而治。总之，无犯实实虚虚之禁。况产后当气血沸腾之候，最多空窦，邪势必乘虚内陷，虚处受邪，为难治也。

徐洄溪曰：产后血脱，孤阳独旺，虽石膏、犀角对症，亦不禁用。而世之庸医，误信产后宜温之说，不论病证，皆以辛热之药戕其阴而益其火，无不立毙。我见甚多，叶案中绝无此弊，足征学有渊源。

魏柳洲曰：近时专科及庸手，遇产后一以燥热温补为事，杀人如麻。

璜按：产后患温热病者最多，宜按症施治。盖阴血素亏，温邪易于感受也。吴鞠通解产难，王孟英产后各医案，均可为法程。

又有一种产褥热者，其故因产婆处置产妇或褥妇之时消毒未曾严密，有毒之霉菌由产婆或产妇之手，及器具布片等物，带入产门以内，自子宫伤部窜入血中，遂发为病。其症有败血与脓毒两种。败血症者，该毒菌为淋巴管所吸收，先犯生殖器，次及腹膜，遂为害于全身。多发于产后第一日至第三日，始则恶寒战栗，无何即发，三十九至四十一度之大热。脉搏频数，先在百二十至以上，继则热候不正，或低至三十八九度，清晨尤低，仅仅三十七八度，惟脉搏疾驶如故。病妇头痛口渴，食欲减损，身体倦怠，时或精神朦胧，腹部始而胀满，疼痛加剧，呕恶频仍，呼吸短促，脉搏增进多至百四十或百六十，呼吸异常困苦，精神昏瞀，或发谵语，亦有至死精神毫无变异者。症状至此，终归于死。

更有一种麻痹症状，病人毫不觉痛，亦不知病之危笃而转，自觉爽适，惟脉搏之数几不能数。我国医者所云七极八死也。顷之，四肢逐渐厥冷，容貌不良，言语艰涩，遂至于死。其迁延久长者，虽幸得保其生命，然毒质一旦达于肋膜、肺脏、心脏、脑部等，现危险之症状，亦属不治。凡罹此病之产妇或褥妇，鲜有不死亡者。如脉搏过百四十，兼发脑症，呕吐剧甚，其危急尤可知。若经一星期而腹膜炎尚不显著，或略有治愈之望。脓毒轻者，毒菌系自静脉传入，而播及心、肺、脾、肝、肾诸脏腑，使此等之组织逐渐溃烂为脓。此外尚有侵及肘膜、眼球、脑部、关节等者，多发于产后第一星期之终或第二星期之中。其无腹膜炎者，每以恶寒战栗而始，壮热如前，一二时后全身发汗，乃渐下降。经一二日或数时后，寒战如故，壮热又如故，一若疟疾之发热。

---

① 需者，事之贼：需，通“懦”，意为懦弱是一切事物的敌人。

然发作后之热度，每较寻常为低，亦有止于常度者。然设于同时犯数多之脏腑，则大热无解退之时。其症随所犯之脏腑而异，犯肺则咳嗽不已，频咯血痰；犯肝则发剧烈之黄疸；犯肾则小便减少，排蛋白尿或血尿等；犯心亦如败血症。但病情之变化最多，发则往往寒战，热候异常下降，脉细而数，不安不眠，昏睡诸脑症状，发生极多。

又有患脑膜炎而来，头痛项直，及全身痉挛诸症状者；犯眼球则化脓而发剧痛，因而失明者；犯关节，则胀痛异常。以上两种证候，有仅具其一者，有合并而至者，有中途变迁者。但两证相较，犹以脓毒一症较为佳良，死亡亦较少。预防之法，总宜消毒。若既发生，应速医治。腹部疼痛，用炒黑楂肉一二两，砂糖酌量。体力衰脱，进牛乳、肉汁、葡萄酒等。大便秘结，大剂润血，施灌肠法，阴部速以淡石灰酸水洗涤，伤处涂沃度酒等。体壮发热，西国用退热药，我国则和血清热行瘀。谵语虚脱，用樟茎（一分三厘）、白糖（五分），研和分五包，每二时服一包。

如经水适来适断，邪将陷血室少阳，《伤寒》言之详悉，不必多赘。但数动与正伤寒不同，仲景立小柴胡汤，提出所陷热邪，参、枣扶胃气以冲脉隶阳明也，此与虚者为合治。若热邪陷入与血相结者，当从陶氏小柴胡汤去参、枣，加生地、桃仁、杏肉、丹皮或犀角等。若本经血结自甚，必少腹满痛。轻者刺期门，重者小柴胡汤去甘药，加延胡、归尾、桃仁；挟寒加肉桂；心气滞者，加香附、陈皮、枳壳等。然热陷血室之症，多有谵语如狂之象，防是阳明胃实。血结者，身体必重，非若阳明之轻旋便捷者，何以故耶？阴主重浊，络脉被阻，侧旁气痹，连胸背皆拘束不遂。故去邪通络，正合其病。往往延久，上逆心胞。胸中痹病，即陶氏所谓血结胸也。王海藏出一桂枝红花汤，加海蛤、桃仁。原是表里上下，一尽终解之理，看此方大有巧手，故录出以备学者之用。

章虚谷曰：数动未详，或“数”字是“变”字之误，更俟明者正之。卫脉为血室肝所主，其脉起于气卫。气卫阳明胃经之穴，故又隶属阳明也。邪入血室，仲景分浅深而立两法。其邪深者，云如结胸状谵语者，刺期门，随其实而泻之，是从肝而泻其邪，亦即陶氏所谓血结胸也。其邪浅者云，往来寒热如疟状，而无谵语，用小柴胡汤，是从胆治也。盖往来寒热，是少阳证，故以小柴胡散提少阳之邪，则血室之热亦可随之外出。以肝胆为表里，故深则从肝，浅则从胆，以导泄血室之邪也。今先生更详证状，并采陶氏、王氏之方法，与仲景各条合观，诚为精细周全矣。具言小柴胡汤，惟虚者为合法，何也？盖伤寒之邪，由经而入血室，其胃无邪，故可用参、枣。若温热之邪，先已犯胃，后入血室，故当去参、枣。惟胃无邪及中虚之人，方可用之耳。须知伤寒之用小柴胡者，正防少阳经乘虚入胃，故用参、枣，先助胃以御之。其与温热之邪来路不同，故治法有异也。

王士雄曰：温邪热入血室有三证，如经水适来，因邪陷入，而搏结不行者，此宜破其血结。若经水适断，而邪乃乘血舍之空虚以袭之者，宜养营以清热。其邪热传营逼血妄行，致经未当期而至者，宜清热以安营。

中西温热串解卷五

闽同安吴锡璜注释
弟珣甫　锡琮加评
男道卿树仁　植卿树萱同校字

叶香岩《幼科三时伏气外感篇》注解

春温一病，由冬令收藏未固，昔人以冬寒内伏，藏于少阳，以春木内应肝胆也。寒邪深伏，已经化热，昔贤以黄芩汤为主方，苦寒直清里热，热伏于阴，苦味坚阴，乃正治也。知温邪忌散，不与外感门同法。若因外感先受，引动在里伏邪，必先辛凉以解新邪，继进苦寒以清里热。况热乃无形之气，时医多用消滞攻治有形，胃汗先涸，阴液劫尽者多矣。

周澄之曰：伏邪因新邪引动而发者最多。或因风热，或因风寒，或因饮食，或因劳倦，但新旧两邪，各有轻重不同。如新邪轻，一二日后已自无迹，自可一意清理伏邪。如新邪重，断宜急祛。两邪相并，便难措手。常见外寒激动伏热，迁延日久，热邪充满膻中，淫溢腠理，而寒邪进入经络脂膜，虽遍身大热，日日出汗，寒自不动。治宜扶助正气，兼用行血通络之品，乃能发疹而愈。此法世无知者。

璜按：热病将发，邪气郁蒸于皮肤，无不恶寒者。热已开泄则寒去而热独留，然必随气候之杂病而发，故曰新邪引动伏邪。东医以此病为潜伏只十四日期者，似未谛当[①]。

章虚谷曰：或云“人身受邪，无不即病，未有久伏而发者”，其说似甚有理。浅陋者莫不遵信为然，不知其悖经义，又从而和之。夫人身内脏腑，外营卫，于中十二经、十五络、六百五十七穴，细微幽奥，曲折难明。今以一郡

① 谛当：确当。

一邑之地,匪类伏匿,犹且不能觉察,况人身经穴之渊邃隐微,而邪气如烟之渐熏,水之渐积。故如《内经》诸痛诸积,皆由初感外邪,伏而不觉,以致渐侵入内所成者也;安可必谓其随感即病,而无伏邪者乎?又如人之痘毒,其未发时,全然不觉,何以又能伏耶?由是言之,则《素问》所言"冬伤寒,春病温",非谰语[①]矣。

风温者,春月受风,其气已温。《经》谓:春病在头,治在上焦。肺位最高,邪必先伤。此手太阴气分先病,失治则入手厥阴心包络,血分亦伤。盖足经顺传,如太阳传阳明,人皆知之。肺病失治,逆传心包络,人多不知者。俗医见身热咳喘,不知肺病在上之旨,妄投荆、防、柴、葛,加入枳、朴、杏、苏、卜子、楂、麦、广皮之属,辄云解肌消食。有见痰喘便用大黄、礞石滚痰丸,大便数行,上热愈结。幼稚谷少胃薄,表里苦辛化燥,胃汁已伤,复用大黄大苦沉降丸药,致脾胃阳和伤极,陡变惊痫,莫救者多矣。

自注:风温肺病,治在上焦。夫春温忌汗,初病投剂,宜用辛凉。若杂入消导发散,不但与肺病无涉,劫尽胃汁。肺乏津液上供头目,清窍徒为热气熏蒸,鼻干如煤,目瞑或上窜无泪,或热深肢厥,狂躁溺涩,胸高气促,直是肺气不宣化之征。斯时若以肺药稍加一味清降,使药力不致直趋肠中,而上痹可开,诸窍自爽。无如市医佥云结胸,皆由连、蒌、柴、枳,苦寒直降,致闭塞愈甚,告毙者多。

又此证初因发热喘嗽,首用辛凉清肃上焦,如薄荷、连翘、牛蒡、象贝、桑叶、沙参、栀皮、姜皮、花粉。若色苍热盛烦渴,用石膏、竹叶,辛寒清散,痧疹亦当宗此。若日数渐多,邪不得降,芩、连凉膈亦可用。至热邪逆传膻中,神昏目瞑,鼻窍无涕洟,诸窍欲闭,其势危急,必用至宝丹或牛黄清心丸。病减后余热,只甘寒清养胃阴足矣。

瓒按:风温误用辛温,必伤血分;误用下法,必成结胸。《王氏医案》诸法俱在,非熟读不悟也。此证胸高气促,鼻干如煤,西洋医用开水蒸水烟于空中,以润肺窍。用胡麻、麦面或饭粒布包煮热熨胸膈,以运降其痰,每每取效。

周澄之曰:首用清凉清肃上焦,须是认定风温,肺气不胜其散,以致喘嗽。若稍涉风寒,咳声紧闷,便不可用,误用即闭邪成痨怯。

春月暴暖忽冷,先受温邪,继为冷束,咳嗽痰喘最多,辛解凉温,只用一剂,大忌绝谷。若甚者,宜昼夜竖抱勿倒三四日。夫轻为咳,重为喘,喘急则

---

① 谰语:妄语。

鼻掀胸挺。

自注：春温皆冬季伏邪，详于大方诸书。幼科亦有伏邪，始从大方，然暴感为多。如头痛恶寒，发热喘促，鼻塞声重，脉浮无汗，原可表散。春令温舒，辛温宜少，用阳经表药，最忌混乱。至若身热咳喘，有痰之证，只宜肺药清解，泻白散加前胡、牛蒡、薄荷之属，消食药只宜一二味。若二便俱通者，消食少用，须辨表里上下，何者为急施治。又春季温暖，风温极多，温变热最速，若发散风寒消食，劫伤津液，变症尤速。

王士雄曰：沈尧封云，温亦火之气也。盖火之微者曰温，火之甚者曰热，三时皆有。惟暑为天上之气，独甚于夏令耳。

璜按：神昏目瞑，急救用紫雪丹、牛黄清心丸，效验良多，徐灵胎所谓"金石通灵之品"也。初起咳嗽喘急，通用薄荷、连翘、象贝、牛蒡、花粉、桔梗、沙参、木通、枳壳、橘红。表解热不清，用黄芩、连翘、桑皮、花粉、地骨皮、川贝、知母、山栀。备用方：黄芩汤、葱豉汤、凉膈散、清心凉膈散、苇茎汤、泻白散、葶苈大枣汤、白虎汤、至宝丹、牛黄清心丸、竹叶石膏汤、俞氏清燥救肺汤。

里热不清，朝上凉，晚暮热，即当清解血分，久则滋清养阴。若热陷神昏，痰升喘促，急用牛黄丸、至宝丹之属。风温乃肺先受邪，遂逆传心胞，治在上焦，不与清胃攻下同法。幼科不知，初投发散消食不应，改用柴、芩、瓜蒌、枳实、黄连。再下夺不应，多致危殆，皆因不明手经之故耳。若寒痰阻闭，亦有喘急气高，不可与前法，用三白吐之，或妙香丸。

夏由热病，然夏至以前，时令未为大热，《经》以先夏至病温，后夏至病暑。温邪前已申明，暑热一症，医者易眩。夏暑发自阳明，古人以白虎汤为主方。后贤刘河间创议迥出诸家，谓温热时邪者分三焦，投药以苦辛寒为主。若拘六经分症，仍是伤寒治法，致误多矣。盖伤寒外受之寒，必先从汗解，辛温散邪是已。口鼻吸入之邪，即为中寒阴病，治当温里，分三阴见症施治。若夫暑病专方甚少，皆因前人略于暑、详于寒耳。考古如《金匮》，暑、暍、痉之因，而洁古以动静分中暑中热，各具至理，兹不概述。论幼科病暑热夹杂别病有诸，而时下不外发散消导，加入香薷一味，或六一散一服。考《本草》香薷辛温发汗，能泄宿水。夏热气闭无汗，渴饮停水，香薷必佐杏仁，以杏仁苦降泄气，大顺散取义若此。长夏湿令，暑必兼湿。暑伤气分，湿亦伤气，汗则耗气伤肺，胃汁大受劫烁，变病由此甚多。发泄司令，里真自虚。张凤逵云：暑病首用辛凉，继用甘寒，再用酸泄酸敛，不必用下，可称要言不烦。然幼科因暑热蔓延，变生他病，亦摘其概。

周澄之曰：口鼻吸入之寒，其重者为中寒，其轻者不得为中寒，而总属阴病。治宜温里，乃不易之理，已详注前节。先生真先得我心者。至于温暑，起手即用辛凉甘寒，直须认定不夹风寒方可。若因风寒久闭，内气化热，便当别议。内化热而外寒已开者，或从燥热，或从湿热，随症治之。外寒仍闭者，其内必非真热，明是卫阳内陷，治宜鼓舞正气，卫通寒解，而热自消散。

章虚谷曰：暑必兼湿，状如外感风寒，忌用柴、葛、羌、防。如肌表热无汗，辛凉轻剂无误，香薷辛温气升，热服易吐，佐苦降如杏仁、黄连、黄芩则不吐；宣通上焦，加杏仁、连翘、薄荷、竹叶；暑邪深入，伏热烦渴，白虎汤、六一散；暑病头胀如蒙，皆热盛上炽，白虎、竹叶；酒湿食滞者，加辛温通里。

璜按：暑必挟湿，以湿为重浊之邪，暑乃熏蒸之气也。热处湿中，湿热相争，阻于气分，治不中的，其邪无处发泄，则走入营分矣。上焦不解，上蒙清窍，则耳聋无闻。漫延中下，则胸腹板闷，二便不利，便成湿温重症。治之之法，仍当于气分营分求之。

受热厥逆

夏令受热，昏迷若惊，此为暑厥，即热气闭塞孔窍所致。其邪入络，与中络同法，用牛黄丸、至宝丹，芳香利窍可效。

徐灵胎云妙法，王士雄云紫雪丹亦可酌用。

璜按：叶氏谓邪入络与中络同法。中络在我国谓之中风，西医谓之脑出血。此云热闭孔窍，即西医谓之热入延髓神经，芳香利窍，即安脑剂也。

神苏以后，用清凉血分，如连翘心、竹叶心、元参、细生地、鲜生地、二冬之属。

璜按：羚羊、钩藤、甘菊、菖蒲、桑枝、荷叶之类，可随宜加入。

初起大忌风药。

王士雄曰：火邪得风药而更炽。

璜按：服风药往往神昏发痉，一误再误，顷刻立毙。余每遇此症，凡用风药变为昏痉者，用牛黄、紫雪之属，佐以大剂清解，愈者甚多。倘初起能随气分、营分调治，从无变昏痉者。西医每以昏痉为毒菌入于延髓神经，然依中法不误治者，发昏痉有之，不发昏痉亦有之。轻症用辛温风药，不过热较重，仍未发昏痉。多用数剂，从未有不发昏痉者，岂风药能引毒菌以入神经耶？此理殊不可解，大约风药能燥营，便能引热上冲脑髓，此则可断言耳。

初病暑热伤气，竹叶石膏汤，或清肺轻剂。大凡热深厥深，四肢逆冷，但看面垢齿燥，二便不通，或泻不爽者为是。大忌误认伤寒也。

魏柳洲曰:火极如水,乃物极必反之候。凡患此为燥热温补所杀者多矣,哀哉!盖内真寒外假热,诸家尝论之矣。内真热而外假寒,论及者罕也。

王士雄曰:道光甲辰六月,连日酷热异常,如此死者道路相接,余以神犀丹、紫雪二方救之极效。

周澄之曰:热性散越,何致闭塞?此必乘风饮冷所迫,观起手用芳香通窍可知矣。若真因暑汗太过,肺气不积,津液内伤,燥火燔灼以致昏厥,尚可用此速其散脱耶。

附:惊风新论

惊风二字,喻氏辟前人谓凿空妄谈,方中行谓即痉病。吴鞠通因之而作《解儿难》,举世宗之,莫不以惊风为谬说,而不知其仍本《内经》。惊风即痉,痉即惊风,命名之差耳。夫惊者言其躁扰也,风者言其强直也。《素问·著至教篇》曰:三阳积并则为惊,其病起如猋风礔砺,阳气滂溢,九窍皆塞。《内经》曰:诸暴强直,皆属于风。由二者观之,惊风言症,痉亦言证,一而二,二而一者也。

今试以新学说互证之。惊风即脑膜炎,每随四时各热症而起,多发于一岁至七八岁之年龄。大人热症亦有昏晕,但小儿变痉每在初候,大人变痉每在末期,此则其有差异之点也。小儿之惊风,常于新生齿时期,或因跌打震荡脑髓,或近傍炎症之波及,或脑部有充血之倾向,皆能发此症。若成人,非传染病盛行时代,少有发痉挛性者。故此病惟小儿最居多数。小儿之将发痉也,全身违和,食思不振,夜卧难安,时时啼泣,发热三十九度乃至四十度,或更胜于四十度以上,于俄顷间遂即发痉,或有将发热而即发痉者。其为状也,频频惊愕,唇爪失色,瞳孔散大,眼睑下垂,现昏睡状,有时眼开直视,弄舌齘齿,人事全然不省。或起肠炎,则有青色便之下痢。凡罹脑膜炎之小儿,头骨囟门有阔大肿起之倾向,亦发呕气呕吐。

脑膜炎之初起,其经过为急性,有一发即行治愈者,有累发而后渐愈者,有移为慢性,或至发痴呆之状者。凡脑髓已受压迫,脑神经之官能衰惫,则罹于结核性之脑膜病,而至不可治。

此外更有小儿肠胃积聚生虫,每见食思不振,夜卧不安,妄言可怕之动物,兼发身热咳嗽等症,及惊风之各现象。此即中医史滨山所谓“虫积冲心”

之症。宜用山道年[1]以杀其虫，再以泻药下之，万勿误认为惊风，致夭儿命。

热 疳

幼儿断乳纳食，值夏月，脾胃主气，易于肚膨泄泻，足心热，形体日瘦。或烦渴喜食，渐成五疳积聚。当审体之强弱，病之新久。有余者疏胃清热，食入粪变白，或不化，健脾佐消导清热。若湿热内郁，虫积腹痛，导滞驱虫微下之，缓调用肥儿丸之属。

璜按：西说有云小儿在夏勿断乳者，甚为确论。然小儿夏月吐泻甚多，且见危险，亦不尽由于断乳，当随气候及病人之寒热虚实施治。

口 疳

夏季秋热，小儿泄泻，或初愈未愈，满口皆生疳蚀，尝有阻塞咽喉致危者。此皆在里湿盛生热，热气薰灼，津液不生，湿热偏伤气分。治在上焦，或佐淡渗。世俗常刮西瓜翠衣治疳，取其清扬渗利也。

胀

夏季湿热郁蒸，脾胃气弱，水谷之气不运，湿着内蕴为热，渐至浮肿腹胀，小水不利。治之非法，水湿久渍，逆行犯肺，必致咳嗽喘促，甚则坐不得卧，俯不得抑，危期速矣。大凡喘必生胀，胀必生喘，方书以先喘后胀治在肺，先胀后喘治在脾，亦定论也。《金匮》有风水、皮水、石水、正水、黄汗，以分表里之治。河间有三焦分消，子和有磨积逐水，皆有奥义，学者不可不潜心体认，难以概述。

阅近代世俗论水湿肿胀之症，以《内经》开鬼门取汗为表治，分利小便洁净府为里治。《经旨·病能篇》谓诸湿肿满皆属于脾，以健脾燥湿为稳治，治之不效，技穷束手矣。不知凡病皆本乎阴阳，通表利小便，乃宣经气利腑气，是阳病治法。暖水脏，温脾胃，补土以驱水，是阴病治法。治肺痹以轻开上，治脾必佐温通。若表里阴阳乖违，脏真日漓，阴阳不运，亦必作胀。治以通

① 山道年：是从菊科植物茼蒿的花中提取的化学物质，可作驱肠虫剂，对驱蛔虫有特效。

阳，乃可奏绩，如《局方》禹余粮丸。甚至三焦交阻，必用分消；肠胃窒塞，必用下夺。然不得与伤寒实热同例，擅投硝、黄、枳、朴，扰动阴血。若太阴脾脏饮湿阻气，温之补之不应，欲用下法，少少甘遂为丸可也。其治实症，选用方法备采。

周澄之曰：此节水湿久渍、逆行犯肺一段，最宜细参，此当辛散、淡渗并用。近世见其喘促，每用辛凉清肃，以致危殆。陈修园亦谓久咳则火上升，予细察病者，多是久咳则水气逆射。推原其理，由肺气不能顺降，水道不通调也。故久咳声闷、坐不能卧者，必用五苓、小青龙法乃效。

璜按：胀，胃病也。喘促，肺病也。水肿，我国旧学每以谓湿热蒸于脾胃，或以为脾肾湿寒，病情影响模糊，层见错出，殊难索解。不知此乃内肾坏之病，医者日用而不知耳。观肾气丸、真武汤从肾元分利着手，以利水湿，每每见效。则肿胀之由内肾坏，中医已能洞见本原，特由热化者多有未合，则尤当分别施治也。查内肾坏之症，初起恶寒，周身痛，头痛作闷吐，甚又有见臌胀者，亦有血内含尿质者。及成症，则小便不利，全身肿，或有一二处积水极多而肿甚者，皮干胀而不柔和，色白，血内含尿质，且心外衣、心房内衣、肺本体、肺胞膜、腹统膜、气管内皮等处，皆见发炎之患状。兼起身热，其肾部疼痛，痛亦有时而轻，小便极短而闭，色黑，内掺以血，浊且重；内涵尿，底有蛋白。以显微镜察之，则有血内之红珠及微丝溺管之内衣，随时不同，当留心察之。

又有一起即全身水肿，数点钟即肿至不能识其面目，胸膛皆积水，肺肿及喉亦肿则危险。脉紧有力，胃全无，口极渴，大便结，或别处兼起发炎，或血内含尿质，则为致死之原因。据西医此说，则我国所谓水湿逆行犯肺而致喘胀者，则心外衣、肺胞膜、腹统膜之病也，由内肾坏之水肿牵累而及。故凡此症而致小便日少，蛋白与膏日多，肿甚皮燥，心房积胀气紧，大便改常，身热不退，均不可轻言易治。治之之法，宜开汗源，法以热水令沸，以管运热气至病人身边，令其出汗，此即我国开鬼门之法也。消除身肿之法，则锿葡酸散、毛地黄可用，消肿兼滑大肠，宜用渣笠散，每朝或隔朝服之。肿成臌胀则布道非连或衣嘈爹，功效更伟。此则我国洁净府之法也。

胀症备用方：葶苈大枣汤、泻白散、大顺散、牡蛎泽泻散、五苓散、越婢汤、甘遂半夏汤、控涎丹、五子五皮汤、子和桂苓汤、禹功丸、茯苓防己汤、中满分消汤、小青龙丸、木防己汤。

吐 泻

吐泻一症，幼儿脾胃受伤，陡变惊痫最多。若是不正秽气触入，或口食生冷，套用正气散、六和汤、五积散之类；正气受伤，肢冷呃忒，呕吐自利，即用钱氏益黄散；有痰用星附六君子汤、理中汤等。倘热气深伏，烦渴引饮，呕逆者，连香饮、黄连竹茹橘皮半夏汤；热闭神昏，用至宝丹；寒闭用来复丹。

稚年夏月食瓜果，水寒之湿著于脾胃，令人泄泻。其寒湿积聚，未能遽化热气，必用辛温香窜之气。古方中消瓜果之积，以丁香、肉桂，或用麝香，今七香饼治泻，亦祖此意。其平胃散、胃苓汤亦可用。

璜按：小儿吐泻，《江笔花医镜》分别暑湿寒热施治，简便易从。其吐泻日久，变成抽风，俗名慢脾风者。王清任可保立苏汤，尤为灵验，余试效屡矣。王清任云：夫抽风一症，今人治之不效者，非今人错治，乃古方误人。古人不只论病立方误人，立病名曰“抽风”，“风”之字，尤足误人。此症多半由伤风、温病或痘疹、吐泻等症，病久而抽，则名曰“慢惊风”。“慢惊风”三字相连，立名更为可笑，不但文义不通，亦未细察病源。若真是风，风之中人，必由皮肤入经络，亦必由表入里之症可查。既查无外感之表症，古人何得著书立方，总言是风？其所以言风者，因见其病发作之时，项背反张，两目天吊，口噤不开，口流涎沫，咽喉痰声，昏沉不省人事，以为中风无疑。不知项背反张，四肢抽搐，手足握固，乃气虚不固肢体也。两目天吊，口噤不开，乃气虚不能上升也。口流涎沫，乃气虚不固津液也。咽喉往来痰声，非痰也，乃气虚不归原也。如不明此理，试看年高人久病寿终时，或项强声重，或露睛天吊，或牙紧流涎，或痰声拽锯，或冷汗淋漓，一派气脱之症，明明显露。

以抽风之两目天吊，口噤流涎，痰声拽锯，互相参看，则抽风之症，气虚无疑。元气既虚，必不能达于血管，血管无气，必停留而瘀。以一气虚血瘀之症，反用散风清火之方，安得不错？服散风药，无风服之则散气；服清火药，无火服之则血凝。再服攻伐克消之方，气血散亡，岂能望生？溯本穷原，非死于医，乃死于著书者之手。每见业小儿科阅历多者，绝不误人。因抽风古方不效，见抽风则弃而不治。亦有高手看小儿现在之症，知将来必抽风，虽无方调治，亦必告知病家，此病恐将来抽风。何以知其将来必抽风？凡将欲抽风之前，必先见抽风之症，如见顶门下陷，昏睡露睛，口中摇舌，不能啼哭，哭无眼泪，鼻孔煽动，咽喉痰声，头低不抬，口噤无声，四肢冰冷，口吐白沫，胸如高碗，喘急气促，面色青白，汗出如水，不能裹乳，大便绿色，腹内空鸣，下泄上嗽，肌肉跳动，便是抽风之兆。前二十症不必全见，但见一二症，则知将来必抽。其中有可治者，有不可治者，并所用之方皆列于后。若露睛天吊，不食不哭，痰鸣气喘，病虽沉重，乃可治之症。若天庭灰色，肾子上缩，或脉微细，或脉全无，外形虽轻，乃不治之症。

再按：此篇力辟惊风，不无过激，而辨症处方，俱有精义。

可保立苏汤　此方治小儿因伤风瘟疫，或痘疹吐泻等症。病久气虚，四肢抽搐，项背后反，两目天吊，口流涎沫，昏沉不省人事，皆效。

生黄芪一两五钱　党参三钱　甘草二钱　白术二钱　当归二钱　白芍二钱　炒枣仁三钱　山萸一钱　枸杞子二钱　故纸一钱　桃核一个，连皮打碎　水煎服。

此方分两，指四岁小儿而言。若两岁，分两可以减半；若一岁，分两可用三份之一；若两三个月，分两可用四份之一。又不必拘于付数。余治此症，一日之间常有用两三付者，服至不抽，必告知病家，不可因不抽遂不服药，必多服数付，气足方妥。

再按：小儿呕泻，西人谓之胃肠发炎症。凡生牙断乳时，最易有此。夏秋酷暑及雨水绵绵，亦常有之。其症有缓而急，急者突起呕泻，缓者先则夜间多哭不眠，发热发冷，后乃呕泻交作。始泻粪渣内含不化之乳，旋即泻水，或青或黄，稍有粪气，或毫无气味。胃内皮伤损，病人极形颓弱，饮食戏具皆不欢乐，口极渴，大嗜汤水，而必不可多与，可用薏米煎水加牛奶皮，或多或少饮之。止泻可用铋淡养七分，加播匿酸一厘七和匀，分四服，每两点钟一服，用粥水调下。呕多泻少者，则迦路米极佳。此药可止呕，更可安胃，与小肠内皮，惟不宜多服。一方：迦路米一厘和白糖末少许，分六份，每用一份放小儿舌上，每半点钟一服，或一点钟一服，止呕为度。

疟

疟之为病，因暑而发者居多。方书虽有痰食、寒热、瘴疠之互异，幼稚之疟，多因脾胃受病。然气怯神昏，初病惊痫厥逆为多。在夏秋之时，断不可认为惊痫。大凡疟症，须分十二经，与咳症相等。若幼科庸俗，但以小柴胡去参或香薷、葛根之属，不知柴胡劫肝阴，葛根竭胃汁，致变屡矣。幼稚纯阳，暑为热气，证必热多烦渴。邪自肺受者，桂枝白虎汤，二进必愈。其冷食不运，有足太阴脾病见症，初用正气，或用辛温如草果、生姜、半夏之属。方书谓草果治太阴独胜之寒，知母治阳明独胜之热。疟久色夺，唇白汗多，馁弱，必用四兽饮。阴虚内热，必用鳖甲、首乌、知母，便渐溏者忌用。久疟营伤寒胜，加桂、姜，拟初、中、末疟门用药于下。

初病暑风湿热疟药

脘痞闷：枳壳、桔梗、杏仁、厚朴、瓜蒌、山栀、香豉。

头痛宜辛凉轻剂，连翘、薄荷、赤芍、羚羊角、蔓荆子、滑石淡渗清上，重则用石膏，口渴用花粉，烦渴用竹叶石膏汤，热甚用黄芩、黄连、山栀。

璜按：上列各药，以治时疟，大端略具。然以近世新学说考之，则金鸡纳、信石水为治此症之百试百效药，惟舌苔厚、耳鸣、脉洪大，热炽时期，则不宜服耳。考疟之为病，我国医家琐分门类，致诊病反惑于多歧，殊属梦梦。自西国微生物学发明以来，始知该症出于蚊身之寄生虫，经数次研究完全明备，欧洲医学大家翕然从之。查此虫在蚊身，初生时先作细黑点，点内满孕种子。旋膨胀破点孵化而生，状类芝麻，充积蚊身，最善攒聚于蚊之涎核间，渐由核管而入喙筒。故此蚊螫入，便进血分，人身血质，遂为所败坏。故疟疾一二回，面色无不黄淡，即血薄之确据也。

此虫一入人身，每施种种之作用。一、败坏血球，能将赤血球中所有之养气变为一种黑色物质，名 Melavin。赤血球既坏，氧气既变，故病疟人皮色青白，体温较低也。二、此虫入血后，其孵化时，放出一种毒质，名 Toxin。倘与外感之养气化合，便能生热。疟之化热，实系乎是。三、此虫不特败坏赤血球，更能蚀赤血球之质而占居之。每一赤血球中，其数甚多，孳生率颇速，计疟作时，每发热一次能育二兆五千亿个，其甚者或不止此数。

夏季身热属湿，羌、防辛温宜忌，宜用木防己、蚕沙。暑热邪伤，初在气分，日多不解，渐入血分，反渴不多饮。唇舌绛赤，芩连膏知不应，必用血药，量佐清气热一味足矣。

轻则用青蒿、丹皮、犀角、竹叶心、元参、鲜细生地、木通、淡竹叶。若热久痞结，泻心汤选用。

夏月热久入血，最多蓄血一症。（徐云阅历之言。）谵语昏狂，看法以小便清长，大便必黑为是，桃核承气汤为要药。疟多用乌梅，以酸泄木安土之意；用常山、草果，乃劫其太阴之寒，以常山极走，使两邪不相并之谓。用人参、生姜、白露姜饮，一以固元，一以散邪，取通神明去秽之义。

王士雄曰：无寒痰者，常山不可浪用。

又曰：参、姜必邪衰而正气已虚者可用。

璜按：参、姜早用则热炽，甚至伤血。久疟有虚象者，用之即愈，效如桴鼓。疟疾西医以为有寄生虫，不解此方何以屡效，方知补正祛邪，亦有至理。

总之，久疟气馁，凡壮胆气皆可止疟，未必真有疟鬼。又疟疾既久，深入血分，或结疟母，鳖甲煎丸，设用煎方，活血通络足矣。徐忠可云：幼儿未进谷食者，患疟久不止，用冰糖浓汤。余试果验。

璜按：中医所谓疟母，即西医所谓脾肿也。鳖甲煎丸难效，用信石、铁末、金鸡那士的年少用[1]为丸，每服少许，久服必愈。

周澄之曰：人身之中，血随气行，气寒则血凝，气热则血驶。疟疾迭见大寒大热，血气忽凝忽驶，脉络中必有推荡不尽之瘀，积久而成疟母矣。故凡患寒热症者，其发必落，血败故也。病后调理，必兼活血，方能复元。

璜按：此说最为正解。盖疟母因寄生体打坏血液，注入于肺而成。叶氏以为须活血通络。周氏以为血败，必兼活血。中医西医所见略同。余治此症用补胃药，佐以行血、破积、软坚，亦有愈者。方用六君子汤，加三棱、莪术、夜明砂、肉桂、当归、桃仁、胆矾为丸服之。

痢

痢疾一证，古称滞下。盖里有滞浊而后下也。但滞在气，滞在血，冷伤热伤而滞，非一。今人以滞为食，但以消食并令禁忌饮食而已。

夫疟痢皆起夏秋，都因湿邪郁蒸，以致脾胃水谷不运。湿热灼气血为黏腻，先痛后痢，痢后不爽。若偶食瓜果水寒即病，未必即变为热，先宜辛温疏利之剂。若脓血几十行，疼痛后重，初用宣通驱热，加芩、连、大黄，必加甘草以缓之。非如伤寒粪坚，须用芒硝咸以软坚，直走破泄至阴。此不过苦能胜湿，寒以逐热，足可却病。古云：行血则便脓愈，导气则后重除。行血凉血，如丹皮、桃仁、延胡、黑楂、归尾、红花之属；导气，如木香、槟榔、青皮、枳、朴、桔皮之属。世俗通套不过如此。盖疟伤于经，犹可延挨；痢关乎脏，误治必危。诊之大法，先明体质强弱，肌色苍嫩，更询起居致病因由。初病体坚质实，前法可遵。久病气馁神衰，虽有腹痛后重，亦宜详审，不可概以攻积清夺施治。

噤口不纳，水谷下痢，都因热升浊攻，必用大苦如芩、连、石莲清热，人参辅胃益气。热气一开，即能进食，药宜频频进二三日。

[1] 士的年少用：原文如此，疑误。刘德荣、金丽校注《中西温热串解》和刘玉玮校注《中西温热串解》俱言以1921年上海文瑞楼石印本为底本，与本人所用底本相同，上述校注本将“士的年少用”作“三药研细末”，不知何所据。

小儿热病最多者，以体属纯阳，六气着人，气血皆化为热也。饮食不化，蕴蒸于里，亦从热化矣。然有解表已复热，攻里已复热，利小便愈后复热，养阴滋清，热亦不除者，张季明谓元气无所归着，阳浮则倏热矣。六神汤主之。

锡璜案：痢疾，《内经》谓之肠澼。盖肠病，非脏病也。此症若由疟疾流行时并发，则均系外感时痢，须从外感法治之方效。此余所阅历而得者。余尝治数人患疟，服西医金鸡纳霜，疟退而痢作。用治痢法不效，后用小柴胡汤，一二剂遂愈。考东医以痢疾为传染性大肠疾患，盖确切之论也。痢疾有与疟并作者，有与应时轻重热症，及复发之热症而作者。轻者无热或微热，重者热甚身衰，而面形凄苦。倘泻血太多或大肠穿破，则至于死。倘症在盛行，更值医不应手，则死者尤多。至气虚下陷，粪色已腐，泻血惨淡无色，或小便停闭，均属难治。

秋 燥

秋深初凉，稚年发热咳嗽，证似春月春温症，但温乃渐热之称，凉即渐冷之意。春月为病，犹是冬令固密之余。秋令感伤，恰值夏月发泄之后。其体质之虚实不同，但温自上受，燥自上伤，理亦相等，均是肺气受病。世人误认暴感风寒，混投三阳发散，津液燥甚，喘急告危。若果寒凉外束，身热痰嗽，只宜葱豉汤，或苏梗、前胡、杏仁、枳、桔之属，仅一二剂亦可。更有粗工亦知热病，与泻白散，加芩、连之属，不知愈苦助燥，必增他变。当以辛凉甘润之方，气燥自平而愈，慎勿苦燥劫烁胃汁。秋燥一症，气分先受，治肺为急。若延绵数十日之久，病必入血分，又非轻浮肺药可治，须审体质证端。古谓治病当活泼泼地，如珠走盘耳。

璜按：燥乃感阳明燥金之化也。此症必有咳嗽，声甚重浊，甚则咯血。在西医谓之流行性肺病，或名曰疫咳。从一岁至七岁之间为多，大人亦有患之。但大人染燥病，分内因、外因二种。因乎外者，天气肃而燥胜，或风热致伤气分，则津液不腾，宜甘润以滋肺胃，佐以气味辛通。因乎血者，精血夺而燥生，或服饵偏助阳火，则化源日涸，宜柔腻以养肾肝，尤资血肉填补。叶氏以“上燥治气，下燥治血”二语括之，尤为谛当。在小儿则多由外因而起，叶氏主用疏解以清气分，日久则须兼润血，语语精实。此症与春温治法大略相似，第春温宜辛凉平剂，秋燥宜甘凉少佐辛通，为有异耳。璜治春温秋燥概主中法，从未曾参以西法，以其取效轻捷也。

中西温热串解卷六

闽同安吴锡璜撰述
弟珣甫　锡琮参订
男道卿树仁　植卿树萱同校字

治温热方法上焦篇

温热由伏气而发者多，并有由传染而来者，未能以一二剂取效。故西医退热药，用之多未到恰好处。我国分别春温、夏热、秋暑，治法委曲详尽，经验亦最宏富。兹摘其要者录之。

风温治法

风温者，初春阳气始开，肝经行令，温风挟蕴热而发作也。始发热而恶风寒，旧主桂枝汤，愚意仍以葱豉汤加芦根、桑叶、滑石、生芍主之。

葱豉汤

葱白一把　香豉五钱　芦根三钱　桑叶三钱　滑石二钱　生白芍三钱，水五杯，煎三杯，日三服。

璜按：葱豉汤为温热初起开手必用之方，至稳至效。王士雄又加芦根、滑石透表，加桑叶、白芍以疏肝胆而理风阳，尤为圆到。旧本以治春温新邪引动伏邪之症，余谓风温新感者，亦适用之。

但热不恶寒而口渴者，辛凉平剂，银翘散主之。不口渴者亦效。

银翘散，方及服法、加减法见《温病条辨》。

春温治法

春温症由冬寒内伏，藏于少阴，发于少阳，寒邪深伏而化热者。前贤以黄芩汤为主方，用苦寒直清里热。热伏于阴，苦味坚阴，乃正治也。此方不因新感而发者宜之。

黄芩汤

黄芩三钱　炙甘草二钱　白芍二钱　大枣二枚，去核，水五杯，煎取二杯，分二次服。

璜按：张路玉以此方为温病之主方。余谓必由伏邪而无新感者方合。周禹载以此方为治温邪内郁已深，因其人中气本虚，下走作痢。吁！中气本虚，曾有再用黄芩汤之理乎？盖此即有下痢，亦即暴注下迫，为温邪之出路耳。

风热入肺者，头胀咳嗽，身不甚热。微渴者，轻剂桑菊饮主之。

桑菊饮，方见《温病条辨》。

温热治法

温热者，春末夏初，阳气弛张，温盛为热也。脉洪、渴甚、面赤、恶热、大汗者，辛凉重剂，白虎汤主之。

夏日受暑，多患此症。然必须大汗大渴，脉洪而热不退者，方可服也。

白虎方本为达热出表，若其人脉浮弦而细者，不可与也；脉沉者，不可与也；汗不出者，不可与也；不渴者，不可与也。当须识此，勿令误也。

辛凉重剂白虎汤

生石膏五钱　知母三钱　生甘草一钱　粳米三钱，水四杯，煎二杯，分二次服。

璜按：江笔花治一小儿热症，曾用石膏至十余斤之多，足见石膏非大寒凉之品也。考《西药大成》，以石膏无功用，煅之可作脱胎铸模，故在西国不入药品。然中医用白虎汤以治有汗热症，每每热退而津生，盖得甘凉之效也。特功力尚轻，故徒用此三味，必须多服。璜每用必仿雷氏三书去粳米，加鲜芦根、天花粉，以透肌表而清胃热，较为速效。读《温病条辨》谓“脉浮弦而细者不可与”，不思热病得汗则脉浮，热由汗泄则脉必缓而细。倘汗后而脉躁疾，则逆症矣，岂白虎所能治乎？大概有汗而热渴，舌苔黄，则可用之，不必以脉之浮弦而细为顾虑也。热病固有舍脉从症者，全在医者心灵手敏，活泼泼地则得耳。

瘟疫治法

瘟疫者，感天地之厉气，厉气必挟时毒，或人烟稠密，居室不慎，饮食不洁，或天时不正，致相传染者多。惟不可用温表药发汗，发汗而汗不出者，必发斑疹。汗出过多者，必神昏谵语。发斑者，遍体赤红成片，甚则转黑色，则病危矣。疹者小红粒成片成朵之象，皆温毒蕴久而成也。发斑者，化斑汤主之；发疹者，银花加减汤主之。

化斑汤

石膏一两　知母四钱　生甘草三钱　犀角二钱　元参三钱　白粳米一合，水八杯，煮成三杯，日三服。

瓒按：斑即东医所谓猩红热也，其病于皮肤发细小无数之深红色。患者每起焮灼及辛刺之感觉，末梢部之淋巴腺亦常肿胀。此症与麻疹、风疹均有分别，兹详列之。

猩红热

(一)喉咽头皆充血，而咽头充血独著。

(二)颈腺、淋巴腺皆肿胀。

(三)蕾疹多发于四肢背面。

(四)始初发自颈部，其后蔓延于他部。

(五)经过及于三周。

(六)蕾疹集合而蔓延。

(七)高热四十度以上。

(八)有合并烂喉等症者。

麻　疹

(一)喉头充血较咽头充血著明。

(二)颈腺、淋巴腺之肿胀甚稀。

(三)颜面、四肢、背面等处,无不合发之。

(四)始初发于颜面,其后蔓延全身。

(五)及二周。

(六)疹子个个分离。

(七)热度三十度至四十度。

(八)合并烂喉等症则甚稀。

璜按:依东医此说,斑疹由皮肤充血,则此传染之毒之发于血分者甚明。化斑汤之加犀角、元参、银翘,加减汤之加元参、生地、大青叶,皆所以清血也。二方解热凉血,以治传染症发斑,往往获效。

疫症初起,寒热头痛,烦躁谵妄,肢冷身热,舌刺唇焦,一切火邪表里俱盛。狂躁心烦,口干咽痛,大热干呕,吐血衄血,热甚发斑。不论始终,以清瘟败毒饮主之。

清瘟败毒饮

生石膏八钱　小生地二钱　乌犀角二钱　真川连一钱　粉丹皮二钱　栀子一钱五分　桔梗一钱五分　黄芩一钱五分　知母二钱　赤芍二钱　元参二钱　甘草八分　连翘二钱　鲜竹叶一钱五分

璜按:瘟邪主烦躁谵妄,肢冷身热,舌刺唇焦,狂躁吐血,表里俱盛,非此等大剂,不能治之。余师遇《疫症一得》加减甚详,王士雄加注尤为精细,载在《温热经纬》中,治热病、疫病者不可不读。本书已列于末卷。

发疹者,用银翘加减汤主之。

连翘二钱　银花二钱　苦桔梗一钱二分　薄荷八分　牛蒡子一钱二分　竹叶八分　生甘草一钱　荆芥一钱　元参二钱　细生地二钱　大青叶六分　粉丹皮一钱五分

神昏谵语者,清宫汤主之。身体强壮者,牛黄丸、紫雪丹、至宝丹主之。

方法见《温病条辨》。

温毒治法

温毒者,乃春夏之交,地气发泄,人身阴气素亏,不能上济心火,故有此症。或咽痛,或喉肿不痛,但外肿甚则耳聋,俗名大头瘟、虾蟆瘟者。普济消毒饮去升麻、柴胡。初起再去芩、连,三四日不退便结者,加黄芩二钱、枳壳二钱。

璜按：此即东医所谓流行性耳下腺炎，西医所谓传染病血蛇症也。春夏之交，流行颇盛，耳下腺焮冲肿起，面貌奇异，两颊外耸，初起时恶寒战栗发热，身体倦怠，食欲缺乏，起呕吐。初则耳下微肿，继则咀嚼开口，亦皆困难。耳下腺渐次肿胀，延至颊部颈项，则面呈异状。此症西医谓最危险者不多见，东医谓经十日至十四日，可望痊愈。但肿势开广，则愈期缠绵。若脑内欠血，素日嗜酒，脑内微丝脉管或回穴为血团闭塞，则发谵语，易致殒命。治法：轻症用轻泻药，戒口，患处肿痛，用花士玲以止之。遇略重者，用了刀边一厘七，水八钱开化，每四点钟服一滴，加水少许，甚效。遇更重者，用金鸡那霜四钱，颠茄膏五厘，和匀为丸十粒，每四点钟一丸，甚效。倘有谵语或血薄，与素嗜酒而致者，则以补身之品，与幺啡酒、颠茄酒等药亦佳。外擦以花士玲八钱，加播滮酸水五分或三四分和匀，鸡毛擦之，日擦三四次极妙。华医服方主普济消毒饮。

加减普济消毒饮，方见《温病条辨》。

喉疫治法

阴虚之人易感温毒，如白喉、赤喉、喉痹、喉蛾、喉风等症，惟有养阴清肺汤，最为神妙。惟世人只知白喉忌表，必喉中生白，方敢用此方。殊不知赤肿均可用，以其功能养真阴、清肺热故也。尚有喉痛兼发寒热，世医谓之风火喉症，用防风、荆芥、山豆根、射干等类，必致更甚。以养阳清肺，加连翘、银花、竹叶心，服之数剂，痛热均除矣。

养阴清肺汤

大生地二钱　元参四钱　麦冬三钱　薄荷一钱　炒白芍二钱　粉丹皮二钱　川贝二钱　甘草一钱，痛势重者倍用。

发热，加连翘、银花各三钱；火重者，加蓬大海一枚、竹叶心二钱；大便闭结，加枳实二钱、黄芩一钱五分；小便短赤，加泽泻二钱、知母二钱。

璜按：喉疫乃急性之传染病也，病情虽有轻重之各别，而传染菌原为一种。此菌能令咽喉之嫩膜腐烂，发作疼痛，战栗恶寒，头部运动疼痛尤甚。按下腭角后部，则见一侧或两侧之腭下淋巴腺肿胀。口腔粘液分泌旺盛，患者之声音，每带鼻声。检查喉头，肿胀潮红而有污秽灰白色之被膜或斑纹，陷入声管、气管，颈项诸核俱胀，呼吸困难，尿含蛋白。假膜溃烂，则颈项益浮肿，呼出臭气，恶秽不甚，尤为重候。到此时机，顷刻气闭而毙矣。治法：

近世发明之血清注射法，其效如神。惟过其时期，则难见其效。血清多注射于乳房下，或上腿前面外方之皮下。

注射血清后，须清洗其喉，用撒酸 0.5～1.0，水 500.0 为灌洗剂。吸入剂，石灰水、蒸馏水各 100.0，上混合，一次吸入。含漱剂：盐剥 10.0，水400.0，水制阿片越 0.0[①]，单舍 20.0，上混合为含漱料。

高热撒曹 1.0～3.0，水 100.0，单舍 15.0，上每二时服一食匙。

暑温治法

暑温者，长夏受暑之病，偏于热者也。形似伤寒，头痛身痛，发热恶寒，右脉洪大而数，左脉反小于右。伤寒先恶寒而后热，伤暑恶寒不甚，并有先发热而恶寒者。其证口渴面赤，汗大出，名暑温，白虎汤主之。脉芤汗多不止者，白虎加人参汤主之。方见《条辨》。

暑温症头痛发热无汗，此伤暑表实也，用银翘祛暑方。

银翘祛暑方　此方较香薷饮尤为适用。

银花三钱　连翘二钱　薄荷一钱　竹叶一钱　甘菊花二钱　冬桑叶二钱　飞滑石三钱　生甘草五分　苦杏仁一钱　生荷叶二钱　蔓荆子八分　水煎服。

暑温发汗，暑症已减，余邪不解，但头微胀目昏。受暑轻者，亦头胀目昏，皆以清络饮主之。方见《温病条辨》。

伏暑者，长夏受暑，过时而发，名曰伏暑。霜降以前发者稍轻，霜降以后发者即重。其症头痛、恶寒热、舌白，与伤寒同，惟面赤烦渴，脉濡而数，不似伤寒脉紧而缓也。治法有三，详后。

伏暑症，舌白口渴无汗者，银翘散去牛蒡，加杏仁一钱五分、滑石二钱主之。

璜按：此暑热之由气分发者，故于解表方中加以开泄皮毛之品。

伏暑症，舌赤口渴无汗者，银翘散加生地一钱五分　丹皮八分　赤芍八分　麦冬一钱五分主之。

璜按：此暑热之由血分而发者，故于解表方中加凉血清血之品。

伏暑症，面白口渴有汗，或大汗不止者，银翘散去牛蒡、荆芥，加杏仁一钱二分、石膏二钱、黄芩一钱主之。脉洪大渴甚汗多者，仍用白虎法。脉虚而

---

① 0.0：原文如此，疑误，刘德荣、金丽校注《中西温热串解》作“0.2”，不知何所据。

芤者，仍用人参白虎法。

《温热赘言》云：暑月乘凉饮冷，阳气为阴寒所遏，皮肤蒸热，凛凛畏寒，头痛、自汗、烦渴，或腹痛吐泻。阴寒外袭者，用香薷饮；阴暑内侵者，用大顺散。缘吐泻、肢冷、脉伏，是脾胃之阳为寒湿所蒙，不得伸越，故以干姜、肉桂散寒和胃，杏仁、甘草和气调脾，然广皮、茯苓仍不可少。此宗仲景治阴邪之霍乱，而用理中之旨也。

香薷饮方

香薷二钱　银花三钱　鲜扁豆花三钱　厚朴一钱　连翘二钱　水五杯，煮取二杯，先服一杯，得汗止后服，不汗再服。

大顺散方，见《温热经纬》。

璜按：香薷饮为伤暑发表之剂，表实无汗者宜之。大顺散为逐寒温里之剂，暑月胃阳不振，肢冷吐泻者宜之。然宜于温暑之症者，殊不多见。此人泥于夏月伏阴在内之说，乃一偏之论也，究竟热病为多。

暑热内结大泻，肢冷脉伏，宜五苓去白术，加滑石、黄芪皮甚效。

五苓加减方

猪苓二钱　茯苓二钱　泽泻二钱　桂枝一钱　滑石三钱　黄芪皮二钱

璜按：肢冷脉伏，体温已下降矣。此证大泻将倾，心失其运血之力，故脉伏也。桂枝、茯苓入心运血，以黄芪入肺转运其气，苓、泽等味化湿通阳，以治其泻，具有手法，所以见效。然恐力薄，西洋医之用樟茎为皮下注射剂，可取用之。

樟茎注射剂　各种热病虚脱时，濒于危险者，均取用之。

樟脑 10.0，依打儿 10.0，上一筒为皮下注射剂。

湿温治法

湿温症始恶寒，后但热不寒，舌白身痛，渴不喜饮，头目昏重，胸闷不饥，午后身热，状似阴虚，脉弦细而濡，名曰湿温。汗之则神昏耳聋，甚则目瞑不欲言；下之则洞泄；润之则病深不解。三仁汤主之。

璜按：三仁汤初起不甚合，且虑服之燥渴，用古欢室湿温初起方。

淡豆豉三钱　佩兰草叶二钱　飞滑石四钱　苍术皮七分　伏苓皮三钱　竹叶一钱五分　陈皮一钱五分　藿香叶一钱五分　甘草四分　连翘二钱

银花三钱　通草一钱

如恶寒无汗者，加杏仁三钱。

湿热症，发热胸痞，肌骨作痛，始终无汗者，暑邪内闭也。此方甚效，凡湿温暑温，用之均验。六一散一两，薄荷四分，泡汤调下，即汗解。

湿热症，身热口渴，呕吐清水，或湿热内留，痰火上逆，宜加减温胆汤，即温胆汤加碧玉散二钱冲服。温胆汤见《温热经纬》。

湿郁经络，身热身痛，汗多自利，胸腹白疹，内外合邪，辛凉淡渗法，薏仁竹叶散主之。

薏仁竹叶散方

薏仁五钱　竹叶三钱　白蔻仁一钱　茯苓块五钱　白通草一钱五分　连翘三钱　滑石五钱　共为细末，每服五钱，日三服。

璜按：以上所列湿温各治法，大端毕具，约其要，只在开降湿邪，分解伏热，使湿与热分，而病自已。俞东扶以《临证指南》佳案甚多，条分缕析，最豁心目，兹照录之。

除气分之湿，用滑石、白蔻、杏仁、半夏、厚朴、瓜蒌皮为主，有热加竹叶、连翘、芦根等，全取轻清之品，走气分以除湿。若湿热甚而舌白目黄，口渴溺赤，用桂枝、猪苓、泽泻、滑石、茯苓皮、寒水石、生白术、茵陈。此从桂苓甘露饮加减。湿热作痞，神识如蒙，用人参、芩、连、枳实、生干姜、生白芍，此从泻心汤加减。若脘中阻痛，大便不爽，用豆豉、枳实、川连、姜汁、苓、半，热轻则去川连，加郁金、橘红、苡仁、杏仁，此湿伤气痹。治法，热甚则用川连、生术、厚朴、桔白、淡生姜渣、酒煨大黄，水法丸服。此治气阻不爽，治肺宜通法。湿伤脾阳，腹膨用五苓散、二术膏，湿热横渍，脉膜腹满，用小温中丸，以及脘痞便溏之用苓桂术甘汤，吞酸形寒之用苓姜术桂汤。虽皆古人成法，而信手拈来，无不吻合。

湿温身热神昏，用犀角、元参、连翘心、石菖蒲、薄银花、野赤豆皮，煎送至宝丹，乃清热通窍，芳香逐秽法。更奇者，湿温之头胀耳聋，呃忒，鼻衄，舌色带白，咽喉欲闭，谓邪走上窍空虚之所，非苦寒直入胃中可治，而用连翘、牛蒡、银花、马勃、射干、金汁，此俗人梦想不到者也。不食不寐，腹痛便窒，脉迟小涩，谓由平素嗜酒少谷，湿结伤阳，寒湿浊阴，鸠聚为痛，而用炒黑生附子、炒黑川椒、生淡干、葱白，调入猪胆汁。此四味白通汤，亦神奇不可思议者也。更有嗜酒人胸满不饥，三焦皆闭，二便不通，用半硫丸。又有病中啖厚味者，肠胃滞，虽下而留湿未解，肛门坠痛，胃不喜食，舌上白腐，用平胃散去甘草，加人参、炮姜、炒黑生附。此二条不因酒肉认作湿热，竟以苦辛温药，通阳劫湿，尤属高超。至如阳伤痿弱，有湿麻痹，虽痔血而用姜、附、茯苓、生术。舌白身痛，足跗浮肿，太溪穴水流如注，谓湿热伏于足少阴，而用鹿茸、淡附子、草果、茯苓、菟丝以温蒸阳气，均非浅识所能步武[①]。湿久脾阳消乏，肾真亦惫，中年未育子，用茯、菟、苍术、韭子、大茴、鹿茸、附子、胡芦巴、补骨、赤石脂，仿安肾丸法，治病调元，化为合璧，益有观止之叹。湿门附此诸案，方法斯为全备。

璜再按：暑湿各症，西洋医无此病名，而我国此种症甚多，认病用药，确有经验。余亦试之有效，乃知六气为病乃中医最精之学，慎勿以为笼统而忽之。

温疟治法

温疟初起，尚在肺经。疟之至浅者，舌白渴饮，咳嗽频，仍伏暑所致，名肺疟。宜速用杏仁汤轻宣肺气，无使邪聚则愈。杏仁汤方见《温病条辨》，此等症用此等方必效。

温疟骨节烦疼，或多热少寒，时作呕吐，名曰温疟。汗多口渴者，白虎加桂枝汤；汗少者，清凉透邪法治之。白虎加桂枝汤方见《金匮》。

清凉透邪法方

芦根五钱　石膏四钱　连翘三钱　竹叶二钱　豆豉二钱　绿豆衣三钱

璜按：此清透汗之良方，温热症初起无汗均适用之。

暑疟但热无寒，口渴汗多者，竹叶石膏汤或银翘加梨、蔗二浆沃之。竹叶石膏汤见《伤寒》。

银翘加梨蔗二浆方

银花二钱　连翘三钱　知母三钱　花粉三钱　梨汁　蔗浆

璜按：此叶天士方也。通津改热，至平至效。

暑疟在气分者，其口必渴，苔必白，以凉泄清气治之。

---

① 步武：跟着前人的脚步走，比喻模仿、效法。

凉泄清气方

芦根五钱　石膏四钱　花粉三钱　黄芩一钱　山栀一钱　瓜蒌一钱　竹叶三钱　贝母二钱，水煎服。

暑疟在营分者，其舌必绛，以清营泄热法治之。

清营泄热方

生地三钱　元参三钱　犀角二钱　白薇三钱　紫草二钱，水煎服。

时疟在肺或在血者，多夜发，凉血散血法合泻白散治之，此方多效。

赤芍二钱　丹皮二钱　丹参三钱　茅根四钱　苦杏三钱　条芩一钱　枇杷三钱　粉草一钱，水煎服。

温热成疟，舌白脘闷，寒起四末，渴喜热饮，名曰湿疟。厚朴草果汤主之。

厚朴草果汤

川厚朴一钱五分　杏仁一钱五分　草果一钱　半夏二钱　广皮一钱　茯苓块三钱　水五杯，煎取二杯，分二次服。

不论正疟时疟，试用必效方。

金鸡那霜开水下每服四厘至八厘，二点钟一服或日服一回。此方凡热症疟疾热有往来者，均适用之，奏效甚捷。但服此药有五忌：一、热发时不宜服；二、脉洪大者不宜服；三、舌苔厚腻者不宜服；四、耳鸣者不宜服；五、热无往来者不宜服。

凡服金鸡那霜者，于发热时服之，则令人呕吐不止，脉变洪大，甚至危险。耳鸣再服则变聋。苔厚腻者服之，则令人烦闷，甚至长热不退。

西人退热药

别蜡蜜童，此为解热之妙药，凡痨病发热，各种急性热病，如窒扶斯肺炎、猩红热、流行性感冒均可用此药。又为镇痛药，凡头痛、筋骨酸痛、肋间神经痛、坐骨神经痛、三叉神经痛等，均可用此药。用量一日一二回，每回0.2至0.5。

处方：别蜡蜜童1.2。

上分十二包，每两点钟服一包，能退肠窒扶斯之热有良效，全身症状能轻减，能睡眠安静，意识明了。

治温热方法中焦篇

温病传入中焦治法

温病在上焦，每宜辛凉轻清之品治之。上焦病不解，则传中焦，治法便与伤寒无甚差异，古人所以谓热病皆伤寒之类也。第伤寒伤人身之阳，故喜辛温甘温、苦热以救其阳。温病伤人身之阴，故喜辛凉甘寒、甘咸以救其阴。彼此互勘，自了然于心目矣。

阳明温病，面目俱赤，呼吸声粗，但恶热不恶寒，日晡热益甚，至大便闭、小便涩、舌苔黄，再甚则黑有芒刺，脉沉数有力，甚则胸腹紧满拒按，喜用凉饮。脉体反小而实者，大承气汤主之。脉浮洪燥甚者，白虎汤主之。

璜按：阳明一经，以燥为本。太阴为中气，阳明为标。故无论寒邪温邪，走入燥地，便从燥化，此乃经气腑气使然也。热归本经，则现口燥心烦、汗出恶热、渴欲饮冷，全是一团燥邪热气，盘踞胃中。兼之胃乃多气多血之腑，邪热之气，又合胃中之气，二火交煽于中，邪热益炽。热甚则血亏，故口燥心烦。热蒸于外，故汗出。内热太甚，则乞救于外之水，而欲为之扑灭，故大渴饮冷。仲景用白虎汤救之，不欲使热邪归于胃腑也。设若白虎力轻，未能撤退其热，胃府为热烧烁，便见张目不眠，声音响亮，口臭气粗，身轻恶热，大便闭塞。此际邪归胃腑，热已过盛，势必将肠胃中之津液灼尽，肠胃中所存宿谷糟粕中之津液，亦必灼尽。胃中枯槁，阴气不得上交于脑，所以张目不眠，胃火旺盛，故声音响亮，口臭气粗，身轻恶热。肠胃此际无一毫血液运其糟粕，故大便闭塞，通身上下不啻一盆烈火。若不急为扑灭，顷刻将周身血液灼尽，脏腑立坏，阴津消亡，变痉厥而死矣。主以大承气汤，乃大泻其热，以救阴津之良法也。

白虎汤、大承气汤，方见《伤寒》。

阳明温病，脉浮而促者，减味竹叶石膏汤主之。脉促谓数而时止，如趋之过急，忽一蹶然，其势甚急，故以辛凉重剂透表，竹叶石膏汤主之。

减味竹叶石膏汤

竹叶五钱　石膏八钱　麦冬六钱　甘草三钱　水八杯，煮三杯，一时服一杯。

璜按：脉促，古人谓阳盛阴亏，气血痰食化毒使然。自汉至今，未明病原在于何处，此我国医学之缺点也。脉应于心，中西学说俱同，而脉促则因热邪上烁于心，热炽则心脉亢张，行血过疾，故见数象。心体被热销烁，心之运血阻碍，故脉停止而促象见。本方竹叶以清心热，石膏以降胃热，麦冬以保心气而续绝伤，服之热退而脉促顿愈。其未愈者，加生地以滋血液，则必愈。此生地一味，西医谓与毛地黄功用颇同，为强心行血之剂。但彼乃毒药剧药，此为平和滋血之药，功力殊减耳。

阳明温病，诸候较大承气症为轻，脉不浮，小承气汤微和之。或头汗谵语不大便者，亦宜小承气汤。方见《伤寒》。

阳明温病，纯利稀水无粪者，谓之热结旁流，调胃承气汤主之。此方取芒硝入阴以解结热，反以甘草缓、芒硝急趋之性，使之留中解结，不然结不下而水独行，徒使药性伤人也。如下利谵语，脉不实者，用牛黄丸、紫雪丹主之。以上诸方俱见《温病条辨》。

阳明温病，无上焦症，数日不大便，当下之。若其人阴虚，不可行承气者，增液汤主之。服后经十二时仍不大便者，合调胃承气汤微和之。增液汤方见《温病条辨》。

阳明温病下后汗出，当复其阴，益胃汤主之。下后无汗，脉浮者，余邪未尽，当用银翘汤主之。脉浮洪者，白虎汤；脉洪而芤者，白虎加人参汤。下后无汗，脉不浮而数者，清燥汤。方俱见《温病条辨》。

暑温伏暑，邪入胃经，脉洪滑不寒，恶热面赤头晕，饮不解渴，得水愈呕，胸下按之痛，小便短，大便闭，阳明暑温，水结胸也。小陷胸汤加枳壳主之。小陷胸汤加枳壳方，见《温病条辨》。

暑热久留，舌绛苔少，热搏血分者，加味清宫汤主之。神识不清，热闭内窍者，先与紫雪丹少许，再与清宫汤。

加味清宫汤，即于清宫汤加知母三钱、银花二钱、竹沥三茶匙冲入。

璜按：温症神识不清，若舌绛者，服紫雪清宫，多可得愈。舌淡红，神气时明时昧，昏迷撩乱，起卧不安者，多死。

暑温伏暑，三焦均受。舌灰白，胸闷，泄泻潮热，呕恶烦渴，汗出溺短者，杏仁滑石汤主之。方见《温病条辨》。

湿温兼寒，脾胃两伤，既吐且利，寒热身痛，或不寒热，但腹中痛，名曰霍乱。寒多不饮水者，理中汤主之。热多欲饮水者，五苓散主之。方俱见《伤寒》及《温病条辨》。

璜按：霍乱，恶症也。用此等方药力甚微，不能取效。余于薛生白《湿热篇》第四条下补出治法，乃特效方也。此病由点状菌繁殖于胃肠，致起胃肠炎。凡饮水恶浊，食物不慎，皆为此病之原。病状心胸苦闷，恶心呕吐，腹中雷鸣，绕脐作痛，泻出软便，继泻绿水或若泔汁，旋复呕吐，四肢厥冷，下腿拘挛，口吻奇渴，眼眶深陷。初染此病者，凡米饭米汤均不可沾唇，食之则变症尤速。其病势甚笃及来势剧烈者，多不可救、不及救。壮年反病势较缓者，一周时或二三日，可望痊愈。盛行期间，可服预防病药水。已患病者，宜服阿片提神药，渴饮荞麦汤，呕吐不止可饮浓咖啡，泻甚则注入食盐水于皮下及静脉中。其他行嘆啡及樟茬注射，尤为紧要。

预防霍乱药水

稀盐酸十瓦。上一日数次，每次取数滴，和开水服，极验。

注盐水方

食盐三瓦，重雪四瓦，馏水 1000.0。上加摄氏四十度之温，注入皮下蜂窝织中。

鸦片提神药

鸦片 0.2，硝苍 0.5，白糖 5.1。上调和分十包，每一时服一包。

虚脱用樟脑注射法

樟脑 2.0，依打儿 10.0，上十滴注射皮下。

又樟脑 0.3，白糖 3.0。上为十包，每一时服一包。

湿郁中焦，脘闷腹胀，大便不爽者，加减正气散主之。方见《温病条辨》。

璜按：此方多快气化滞之品，以之透湿治泻有效。湿温化热者，加清热如连翘、菔子、黄芩诸类服之，亦有效。

湿热内蕴，善饮伤脾，食减泄泻，腹中隐痛，胃苓汤加白芍、黄连甚效。

胃苓汤方

漂苍术一钱　川厚朴一钱　陈皮一钱　炙甘草五分　泽泻一钱　茯苓

二钱　桂枝五分　漂白术一钱五分　杭芍二钱　猪苓一钱五分　黄连一钱　生姜二片　水二杯，煎八分。

湿饮久羁，脾胃不和，气虚挟痰，胸膈间漉漉有声，乃痰饮积聚，酒湿所伤，多有此症。外台茯苓饮主之。

外台茯苓饮

西潞党三钱　土炒白术二钱　茯苓四钱　炙甘草五分　陈皮一钱　枳实二钱　生姜二片　水煎服。

湿热内蒸，致成黄疸。外干时令，内蕴水谷，必以宣通气分为要，失治则为肿胀。由黄疸而肿胀者，苦辛淡法，二金汤主之。二金汤方见《温病条辨》。

璜按：黄疸为消化器病，每兼肿胀，非由失治而然也。有肝性黄疸，及血性黄疸二种，原因由输胆管之粘膜，肿胀闭塞，胆汁移走于血液中而然。眼白睛，手足、躯体猝然变黄，病人四肢疲怠，体力衰弱，我国以为湿热症。轻者煎剂可愈，重者非广求秘法不效也。许叔微《本事》砂针皂矾方，王士雄青壳鸭蛋方，陆以湉《冷庐医语》内外治各单方，均有效验。西医用人工盐十六瓦，分为二包，每日清晨以温水冲服，即青壳鸭蛋方用朴硝之意。重曹四瓦，茴香油、糖二十瓦，混合为药粉，分作六包，一日三次，每服一包，亦能有效。

嗜饮之人，湿热熏蒸，面目发黄，黄甚则黑，心中嘈杂，小便赤涩。费氏玉露饮主之。

费氏玉露饮

茵陈三钱　玉竹三钱　石斛三钱　花粉二钱　半夏一钱　广皮一钱　茯苓二钱　山栀一钱五分　鸡距子三钱　萆薢二钱　薏仁一两　水煎服。

湿温内蕴，饮食停滞，气血不得运行，遂成滞下，俗名痢疾。初起腹胀痛者易治，日久不痛不胀者难治；脉小弱者易治，脉实大数者难治。先痢后泻者易治，先泻后痢者难治；先痢后疟者易治，先疟后痢者难治。酒客积热及老年积湿者难治。总之，邪机浅者易治，脉躁疾挟热者难治。谚云“饿不死的伤寒，填不死的痢疾”。故痢疾日行数十次，下者既多，肠胃空虚，须藉饮食以补其虚，方不致死也。

自利不爽，肠中拘急，欲成痢疾，小便短者，四苓合芩芍汤主之。四苓合芩芍汤，见《温病条辨》。

璜按：痢疾夹热，类多小便不利，用利水之剂，则津愈枯而肠愈涩。此方吴鞠通以为通膀胱开支河，使邪不直注大肠，合苓、芍宣气分，清积滞，预夺其滞下之路。以西说考之，由大肠粘膜结有杆状菌而起，岂分清小便所得而轻减其势乎？璜每于初起急清其肠，使结黏之秽粪下行，小便随以分利。故知见病治病，非善法也。西人于此症，先主通利，后主收敛，与我国医学大致相同。我国验方以黄芩汤为主方，或加归、芍滑肠和血，即通利法也；加大黄固为下法，加元明粉、银花以解肠热，枳壳、菔子、槟榔消食宽肠，均通利法也。轻症愈期约五六日，重症愈期须十余日至二十余日，慢性者终成羸瘦而死。若我国久痢治法，愈者则甚多耳。

西国治痢验方

甘汞半瓦，乳糖 0.3 瓦。上匀分四包，先服一包，随蓖麻子油二十瓦。其后每三时服一包，服完为度。

吃哔喀每服二分五厘，西人以为此症特效药。

疟疾内陷变痢，久延时日，脾胃气衰，面浮腹膨，里急肛坠，中虚留邪，加减小柴胡汤主之。

加减小柴胡汤

柴胡三钱　黄芩二钱　潞党一钱　白芍二钱　当归一钱五分　谷芽一钱五分　银花三钱　炙甘草一钱　水二杯，煎八分。

璜按：疟邪陷下作痢，近世服鸡纳霜治疟者恒有之，以鸡纳霜能遏热下行也。曾治此症，用治痢药屡试不效，后思疟痢交作，古人用小柴胡汤加天花粉治之而效，遵用之果愈。盖由疟变痢，仍须治疟故也。

治温热方法下焦篇

温热传入下焦治法

温病治不得法，传入下焦，少阴肾经津液被劫，心中震震，舌强神昏，或口干舌燥，齿黑唇裂，手足心热，或耳聋，或汗自出，心中不自主者，皆因误用升散，热久耗伤真阴，少阴之液，无以上供，故热邪不解。脉虚大者，均宜加减复脉汤主之。加减复脉汤方，见《温病条辨》。

温病误表，津液耗散，汗大出不止，中无所主者，救逆汤主之。

救逆汤方

即前复脉汤去麻仁，加牡蛎八钱、生龙骨三钱，煎如复脉法。脉虚欲脱者，加参二钱。

温病服大承气汤，下后大便溏甚，十二时三四行，脉仍数者，不可与复脉汤，一甲煎主之。

一甲煎方

生牡蛎二两，水四杯，煎取二杯，分三次服。

下焦温病，大便溏泻，即与一甲复脉汤主之。即于加减复脉汤内去麻仁，加牡蛎一两。

热邪深入下焦，脉沉数，舌黑齿干，手指蠕动，急防痉厥，二甲复脉汤主之。

即于加减复脉汤加生牡蛎五钱，生鳖甲八钱。

下焦温病热深厥深，脉细促，心中澹澹大动，甚则心中痛者，三甲复脉汤主之。

即于二甲复脉汤方内加生龟板一两。

古欢室女医曾氏[①]云：按复脉汤加减得法，医效最速，真有起死回生之功。余于癸卯年患春温，延入下焦，口渴唇焦，舌黑心烦，日晡发热，津液枯耗，已十分危险。诸医皆拟用小柴胡等方，以不对症迟延未服，延至下焦。自拟服此方，后大战，床柱地板为之震动。战后继之大汗，邪因得解，后自用龟板、鳖甲、牡蛎等药，随症加减而愈。愈后自查《条辨》云：津液枯燥，服存阴药，液增欲汗，邪正努力纷争，则作战汗。战之得汗则生，汗不得出则死。所幸虽病十余日，未误服补剂，故战即得汗而愈。此方经验多人，真可传也。

瑸按：热病后水肿，审其脉数，或躁疾，或弦劲。由于碍及心脏、肾脏而变水肿者，加减复脉汤加冬瓜皮、泽泻、生薏仁之属甚效。余试验屡矣，而医者多不知，良可浩叹！

少阴温病，真阴欲竭，壮火复炽，心中烦不得卧者，黄连阿胶汤主之。方见《温病条辨》。

温病愈后，湿痰流入胃腑，嗽痰不咳，彻夜不寐者，半夏汤主之。

半夏汤方

制半夏四钱　秫米一两　水四杯，煎取二杯，分二次服。

温病后虚烦不寐，酸枣仁汤以和其阴。

酸枣仁汤

酸枣仁三钱　知母二钱　茯神二钱　川芎一钱　炙甘草一钱　枳实一钱　竹茹一钱五分　水煎服。

瑸按：此等方治虚烦不寐亦效。然据《金匮要略》，非治温病后之虚烦也。西人于温热不寐之症，每以为脑神经不安，注射安脑药，或服安脑宁睡之品。惟服之则得寐，越日不服，仍复不寐，非良法也。余试效方，用莲子心二十多个、青盐三分，开水泡服。临卧再泡一服，存贮茶瓶中，如未卧随意服之，无不即卧。后晚再服，可以痊愈。盖交通心肾，宁睡之良方也。方无安脑之品，而可以宁睡。呜呼，不寐岂尽脑病耶！附录于此，以质于世之习西医者。

安脑宁睡方

斯尔仿那儿四瓦，上分四包，临卧服一包，用热汤送之。

---

① 曾氏：即曾懿，清代女名医，四川成都人，著有《古欢室丛书》。

又方：臭剥十二瓦，上以水一茶杯溶解，临卧作一次服。

妇女温病经水适来，脉数耳聋，干呕烦渴。辛凉退热，兼清血分，竹叶玉女煎主之。方见《温病条辨》。

热病经水适至，十余日不解，神气昏迷，脉右长左沉，瘀热在里也。加减桃仁承气汤主之。

加减桃仁承气汤

大黄二钱　细生地六钱　丹皮三钱　桃仁二钱　泽兰二钱　水煎服。

温病愈后，面色痿黄，舌淡不欲饮水，脉迟而弦，不食，阳气虚也。小建中汤主之。

小建中汤方

白芍六钱　桂枝四钱　生姜三钱　大枣二枚　胶饴五钱　炙甘草三钱　水八杯，煮取三杯，去渣，入胶饴，火上烊化，温服三次。

璜按：小建中汤为病后调补之方，凡腹痛属中气虚者，均可用。即温热病后，元气虚弱，取少火生气之义，亦可藉以调补，以养阳养阴。性味温和，善用之，每每左右逢源之妙。仲景桂枝汤，所以列于伤寒方之首也，能从桂枝汤探其奥妙，则规矩从心，而可得此方之妙义矣。

温病愈后或一月至一年，潮热脉数，喜饮不食者，胃阴虚也。五汁饮主之，益胃汤亦主之。方俱见《温病条辨》。

伏暑湿温，积留支饮，悬于肋下，而成肋痛，或咳或不咳，潮热，或寒热如疟状，不可误认柴胡症。香附旋覆花汤主之。方见《条辨》。

璜按：此方涤饮止痛，以治症轻于咳逆倚息而肋痛者，用之多效。余试验屡矣，特附识之。

支饮上拥胸膈，直阻肺气，不令下降，呼吸难通，非用急法通利水道不可。葶苈大枣泻肺汤主之。

葶苈大枣泻肺汤方

苦葶苈三钱，炒香，砂细　大枣五枚，去核　水五杯，煎取二杯，分二次服。

此方治湿饮腰胁痛不可忍，神效。葶苈性急，泻肺中之壅塞，因其颇剽悍，恐伤脾胃，故用大枣以护脾胃，使不伤他脏。一急一缓，一苦一甘，相辅成功也。

古欢室云：余身经两次湿温，腰肋痛不止，百药不效，此方服下即愈。又外子酒湿黄疸，每发必先右胁痛且肢冷，医用率温服少许更甚。服此方即愈，洵经验良方也。

温病燥热久羁，伤及肝肾之阴，上盛下虚，或干咳，或夜热，甚则痉厥者，三甲复脉汤主之，定风珠亦主之，更重者专翕大生膏主之。方俱见《温病条辨》。

璜按：吴鞠通治温热久病伤阴，以重浊填阴，滋养下焦，不为无见。其用减味复脉汤，一以清余热，一以育阴善后，面面圆到，有功千古。定风珠二方性太黏滞且近腥秽，服之往往滞闷胃气，消化不良，殊难适用学者。治下焦温病及病后育阴以清余热，仍当于加减复脉汤求之。

中西温热串解卷七

闽同安吴锡璜纂述
弟珣甫　锡琮加评
男道卿树仁　植卿树萱同校字

陈平伯《外感温热篇》评注

盖闻外感，不外六淫，而民病当分四气。治伤寒家徒守发表攻里之成方，不计辛热苦寒之贻害，遂使温热之旨，蒙昧不明，医门缺典，莫此甚焉。祖恭不敏，博览群书，广搜载籍，而恍然于温热病之不可不讲也。

《内经》云：冬不藏精，春必病温。盖谓冬令严寒，阳气内敛，人能顺天时而固密，则肾气内充。命门为三焦之别使，亦得固腠理而护皮毛。虽当春令升泄之时，而我身之真气，则内外弥纶，不随升令之泄而告匮，纵有客邪，安能内侵？是《内经》所以明致病之原也。然但云冬不藏精，而不及他时者，以冬为水旺之时，属北方。寒水之化，于时为冬，于人为肾，井水温而坚冰至，阴外阳内，有习坎之义，故立言归重于冬，非谓冬宜藏而他时可不藏精也。（雄按：喻氏云春夏之病，皆起于冬至；秋冬二时之病，皆起于夏。夏月藏精，则热邪不能侵，与冬月之藏精而寒邪不能入者无异也。故丹溪谓夏月必独宿淡味，保养金水二藏，尤为摄生之仪式焉。）即春必温病之语，亦是就近指点，总是里虚者表不固，一切时邪，皆易感受。学者可因此而悟及四时六气之为病矣。

（雄按：此论"冬不藏精，春易病温"之理甚通，惟不知有伏气为病之温，是其蔽也。陈氏此篇与鞠通《条辨》，皆叶氏之功臣。然《幼科要略》明言有伏气之温热，二家竟未细绎，毋乃疏乎？二家且然，下此者更无论矣。）

《难经》云：伤寒有五，有伤寒，（雄按：麻黄汤证是也。）有中风，（雄按：桂枝汤证是也。）有风温，（雄按：冬温春温之外受者。）有热病，（雄按：即暑病也，又谓之暍。）有湿温。（雄按：即暑兼湿为病也，亦曰湿热。）夫统此风寒湿热之邪，而皆名之曰伤寒者，亦早鉴于寒脏受伤，外邪得入，故探其本而皆谓之伤寒也。（雄按：仲景本论治法，原有区别，界画甚严，后人不察，罔知所措，多致误人。兹余辑此专论，以期了然于学者之心目也。）独是西北风高土燥，风寒之为病居多；（雄按：亦不尽然。）东南地界水湿，湿热之伤人独甚。从来风寒伤形，伤形者，定从表入。湿热伤气，伤气者，不尽从表入。故治伤寒之法，不可用以治温热也。夫温者，暖也，热也，非寒之可比也。风邪外束，则曰风温；温邪内侵，则曰湿温。纵有微寒之兼袭，不同栗冽之严寒，是以发表宜辛凉，不宜辛热；清里宜泄热，不宜逐热。（雄按：亦有宜逐者，总须辨证耳。）盖风不兼寒，即为风火，湿虽化热，终属阴邪。（雄按：湿固阴邪，其兼感热者，则又不可谓之阴矣。）自昔仲景著书，不详温热，遂使后人各呈家技，漫无成章。而凡大江以南，病温多而病寒少，（雄按：北省温病亦多于伤寒。）投以发表不远热、攻里不远寒诸法，以致死亡接踵也。悲夫！（雄按：篇中非伏气之说，皆为节取，弃瑕录瑜，后皆[①]仿此。）

风温为病，春月与冬季居多。或恶风，或不恶风，必身热、咳嗽、烦渴，此风温证之提纲也。

自注：春月风邪用事，冬初气暖多风，（雄按：冬暖不藏，不必定在冬初也。）故风温之病，多见于此。但风邪属阳，阳邪从阳，必伤卫气，人身之中肺主卫。又胃为卫之本，是以风温外薄，肺胃内应，风温内袭，肺胃受病，其温邪之内外有异形，而肺胃之专司无二致。故恶风为或有之证，而热渴咳嗽为必有之证也。三复仲景书，言温病者再。一则曰太阳病，发热而渴，不恶寒者为温病。此不过以不恶寒而渴之证，辨伤寒与温病之异，而非专为风温叙证也。（雄按：此言伏气发为春温，非冬春所感之风温，故曰太阳病以太阳为少阴之表也。）再则曰发汗已，身灼热者，名曰风温。夫灼热因于发汗，其误用辛热发汗可知。仲景复申之曰：风温为病，脉阴阳俱浮，自汗出，身重多眠睡，鼻息必鼾，语言难出。凡此皆误汗劫液后变见之证，非温病固有之证也。续云：若被下者，直视失溲；若被火者，发黄色。剧则如惊痫状，时瘛疭，若火熏之。一逆尚引日，再逆促命期。亦止详用下、用火之变证，而未言风温之本来见证也。（雄按：此言温病误汗，热极生风，故曰风温。乃内风也，非冬春外感之风温。陈氏不知有伏气春温之病，强为引证，原可删也。然病之内

① 后皆：原文作“皆后”。

外虽殊，证之属温则一，姑存之，以为后学比例[①]。）然从此细参，则知风温为燥热之邪，燥令从金化，燥热归阳明，故肺胃为温邪必犯之地。且可悟风温为燥热之病，燥则伤阴，热则伤津，泄热和阴，又为风温病一定之治法也。反此即为逆矣。用是不辞僭越，而于仲景之无文处求文，无治处索治，叙证施治，列为条例。知我罪我，其在斯乎？（雄按：外感温病，仲圣虽未言，而叶氏已详论矣。）

璜按：时行感冒，有气管枝性、神经性、胃肠性三种。此所谓热渴咳嗽，即气管枝性也。引动内风而惊痫瘛疭，即神经性也。误汗而致热极生风，乃因表药多上升，致引热以上冲脑髓耳。然春温、冬温、湿温、伏暑，不因误汗而发现神经症者，往往而有。盖由病毒菌传入延髓，患感之后，神气遂不清明。近世此症甚多，医者无不误治。

风温证[②]，身热畏风，头痛咳嗽，口渴，脉浮数，舌苔白者，邪在表也。当用薄荷、前胡、杏仁、桔梗、桑叶、川贝之属，凉解表邪。（杨云：前胡、桔梗，一降一升，以泄肺邪，诚善。然桔梗宜少用。）

自注：风属阳邪，不挟寒者为风温。阳邪必伤阳络，是以头痛畏风，邪郁肌表。肺胃内应，故咳嗽、口渴、苔白。邪留于表，故脉浮数。表未解者，当先解表，但不同于伤寒之用麻、桂耳。

王士雄曰：何西池云辨痰之法，古人以黄稠者为热，稀白者为寒。此特言其大概而不可泥也。以外感言之，伤风咳嗽，痰随嗽出，频数而多，色皆稀白，误作寒治，多致困顿。盖火盛壅逼，频咳频出，停留不久，故未至于黄稠耳。迨火衰气平，咳嗽渐息，痰之出者半日一口，反黄而稠，缘火不上壅，痰得久留，受其煎炼使然耳。故黄稠之痰，火气尚缓而微；稀白之痰，火气反急而盛也。此皆当用辛凉解散，而不宜于温热者。推之内伤亦然，孰谓稀白之痰必属于寒哉？总须临证细审，更参以脉，自可见也。

璜按：辨痰之寒热，理解极清，然亦有淡黄坚实、水濯不开而属于寒者。予曾患嗽，得此痰，服蔗浆少许而嗽甚，后服六君子汤二剂痊愈。故知治病当随机应变，不宜拘执成法也。

风温证[③]，身热咳嗽，自汗口渴，烦闷脉数，舌苔微黄者，热在肺胃也。当用川贝、牛蒡、桑皮、连翘、橘皮、竹叶之属，凉泄里热。

---

① 比例：援例。

② 吴锡琮评：风温表症。

③ 吴锡琮评：风温里症。

此温邪之内袭者，肺热则咳嗽汗泄，胃热则口渴烦闷。苔白转黄，风从火化，故以清泄肺胃为主。

王士雄曰：苔黄不甚燥者，（杨云：故条中言微黄，亦具见斟酌。）治当如是。若黄而已干，则桑皮、橘皮皆嫌其燥，须易瓜蒌、黄芩，庶不转伤其液也。

璜按：议药取用滑降，于温咳殊有神效。此与江笔花《医镜》贝母瓜蒌散同义。

风温证[①]，身灼热，口大渴，咳嗽烦闷，谵语如梦语，脉弦数。干呕者，此热灼肺胃，风火内旋。当用羚羊角、川贝、连翘、麦冬、石斛、青蒿、知母、花粉之属，以泄热和阴。

此温邪袭入肺胃之络，灼烁阴津，引动木火，故有烦渴、呕逆等证。急宜泄去络中之热，庶无风火相煽、走窜包络之虞。[②]

王士雄曰：嗽且闷，麦冬未可即授，嫌其滋也。[③]（汪按：徐洄溪谓麦冬能满肺气，非实嗽所宜是也。）以为大渴耶，已有知母、花粉，足胜其任矣。木火上冲而干呕，则青蒿虽清少阳，而嫌乎升矣。宜去此二味，加以栀子、竹茹、枇杷叶则妙矣。（杨云：议药细极微芒，读者不可草草读过。）

璜按：此风温引动木火，比前二症较重，开降泄络，引使下行，俾热不上扰神经，实治此症之妙诀。

风温证，身热咳嗽，口渴下利，苔黄谵语，胸痞脉数，此温邪由肺胃下注大肠，当用黄芩、桔梗、煨葛、豆卷、甘草、橘皮之属，以升泄温邪。[④] 大肠与胃相连属，与肺相表里，温邪内逼，下注入肠，则下利。治之者宜清泄温邪，不必专于治利。按《伤寒论》下利谵语者，有燥矢也，宜大承气汤六，是实热内结，逼液下趋，必有舌燥、苔黄刺及腹满痛证兼见，故可下以逐热。若温邪下利，是风热内迫，虽有谵语一证，仍是无形之热蕴蓄于中，而非实满之邪盘结于内。故用葛根之升提，不任硝、黄之下逐也。（汪按：升提亦所不任。）

王士雄曰：伤寒为阴邪，未曾传腑化热，最虑邪气下陷，治必升提温散，而有早下之戒。温热为阳邪，火必克金，故先犯肺，火性炎上，难得下行。若肺气肃降有权，移其邪由腑出，正是病之去路，升提胡可妄投？（杨云：小儿患疹必下利，与此正同。故温病多有发疹者，误升则邪入肺络，必喘吼而

① 吴锡琮评：风温变热，侵袭肺胃。

② 吴锡琮评：走窜包络，即西医说所谓热伤脑髓也。

③ 吴锡琮评：若燥咳，麦冬即不忌。

④ 吴锡琮评：用药未当，拟方用银花、黄连、瓜蒌、知母、桑叶、杏仁、花粉、旋覆。清热止利，兼除胸痞，较为面面周到。

死。)既云宜清泄其邪,不必专于治利矣。凡有咳嗽胸痞之兼证,岂葛根、豆卷、桔梗之所宜乎?当易以黄连、桑叶、银花,须知利不因寒,润药亦多可用,仲圣以猪肤、白蜜治温病下利。《寓意草》论肺热下利最详,学者宜究心焉。且伤寒与温热,邪虽不同,皆属无形之气。伤寒之有燥矢,并非是气结,乃寒邪化热,津液耗伤,糟粕炼成燥矢耳。温热病之大便不闭为易治者,以脏热移腑,邪有下行之路,所谓腑气通则脏气安也。设大便闭者,热灼胃津日久,亦何尝无燥矢宜下之证哉?惟伤寒之大便不宜早解,故必邪入于腑,始可下其燥矢。[1] 温热由腑及胃,虽不比疫证之下,不嫌早,而喜其便通。宜用清凉,故结成燥矢者较少耳。忆嘉庆己卯春,先君子病温,而大便自利,彼时吾杭诸名医咸宗陶节庵书以治伤寒,不知所谓温证也。见其下利,悉用柴葛升提,提而不应。或云是漏底证,渐投温补,病日以剧,将治木矣。父执翁七丈(忘其字矣,似是立贤二字)荐浦上林先生来视,浦年甚少,诊毕即曰是温证也。殆误作伤寒治,而多服温燥之药乎?幸而自利不止,热势尚有宣泄,否则早成灰烬,奚待今日耶?即用大剂犀角、石膏、银花、花粉、鲜生地、麦冬等药,嘱煎三大碗,置于榻前,频频灌之。药未煎成之际,先榨蔗浆恣饮之。诸戚长见方,相顾莫决,赖金履思丈力持煎其药,至一周时服竣,病有起色,遂以渐愈。时雄年甫十二,聆其言而心识之。逾二年,先君捐馆[2],雄糊口远游,闻浦先生以善用清凉为众口所烁,乃从事于景岳而以温补称,枉道徇人,惜哉!然雄之究心于温热,实浦先生有以启之也。浦今尚在,因其远徙于乡,竟未遑往质疑义为恨。附记于此,聊志感仰之意云尔。

璜按:此所谓气管枝性、胃肠性之时行感冒也。肺胃郁热,自当以下利,为热邪出路,用清泄温热,并佐苦药坚阴,病无不愈,万无用升泄之理。[3] 梦隐改用黄连、桑叶、银花,清灵切病,泄热治利,两擅其长。

风温症,热久不愈,咳嗽唇肿,口渴胸闷,不知饥。身发白疹如寒栗状,自汗,脉数者,此风邪挟太阴脾湿,发为风疹。(杨云:白疹乃肺胃湿热也,与脾无涉,亦与风无涉。)用牛蒡、荆芥、防风、连翘、橘皮、甘草之属凉解之。

风温本留肺胃,若太阴旧有伏湿者,风热之邪与湿热相合,流连不解,日数虽多,仍留气分,由肌肉而外达皮毛,发为白疹。盖风邪与阳明营热相并则发斑,与太阴湿邪相合则发疹也。又有病久中虚,气分大亏,而发白疹者,

① 吴锡琮评:伤寒若大解照常亦佳,但不宜早用下法。若急下症,则不在此例。

② 捐馆:去世。

③ 吴锡琮评:肺胃湿热,嗽汗白疹,宜于泄温方中佐以清宣化毒。

必脉微弱而气倦怯，多成死候，不可不知。（汪按：前说即白如水晶色之白痦，后说即自如枯骨之白痦也。）

王士雄曰：白疹即白痦也。虽挟湿邪，久不愈而从热化，且汗渴脉数，似非荆防之可再表。（杨云：此湿亦不必用橘皮之燥。）宜易滑石、苇茎、通草，（杨云：精当。）斯合凉解之法矣。若有虚象，当与甘药以滋气液。

风温证，身热咳嗽，口渴胸痞，头目胀大，面发泡疮者，风毒上壅阳络。当用荆芥、薄荷、连翘、元参、牛蒡、马勃、青黛、银花之属，以清热散邪。

此即世俗所谓之大头病也，古人用三黄汤九十四主治。然风热壅遏，致络气不宣，头肿如斗，终不若仿普济消毒饮之宣络涤热为佳。（汪按：方附见九十五。）

璜按：大头病，每随时疫而发。此症西人谓之血蛇，东医谓之耳下腺炎。若于头面肿处发白泡者，尤为危险。

风温证[①]，身大热，口大渴，目赤唇肿，气粗烦躁，舌绛，齿板，痰咳，甚至神昏谵语、下利黄水者，风温热毒深入阳明营分，最为危候。用犀角、连翘、葛根、元参、赤芍、丹皮、麦冬、紫草、川贝、人中黄，解毒提斑，间有生者。（杨云：葛根、麦冬，俱与证不甚登对。）

此风温热毒内壅肺胃，侵入营分，上下内外，充斥肆逆。若其毒不甚重，或气体壮实者，犹可挽回，否则必坏。

璜按：此即温邪销铄营阴、冲扰脑髓之重热症，须大剂清营救津，若神犀、紫雪，清降脑热，引使下行。又须频频灌之，方足奏效。缓则胃津枯槁，热势披猖，驯至不救。

风温毒邪始得之，便身热口渴，目赤咽痛，卧起不安，手足厥冷，泄泻脉伏者，热毒内壅，络气阻遏。当用升麻、（杨云：凡涉咽痛者，一用升麻，则邪入肺络，必喘吼而声如曳锯，陈氏想未之见耳。）黄芩、犀角、银花、甘草、豆卷之属，升散热毒。[②]

此风温毒之壅于阳明气分者，（杨云：仍是肺病。）即仲景所云阳毒病是也。五日可治，七日不可治，乘其邪犯气分，未入营阴，故可升散而愈。

璜按：前条有营分之重病，此条为气分之重病。然既厥冷脉伏，则已阻塞脉道，伤及血分矣。血气均病，心肺行血机关被其阻碍，伤人最速。此症宜兼用手术以通脉道，须防心停，至要至要！

---

① 吴锡琮评：此症非大清温热兼养营阴不效。

② 吴锡琮评：热深厥深，兼之咽痛，仍须泄热、通络、清降为宜。

风温症[①]，身热自汗，面赤神迷，身重难转侧，多眠睡，鼻鼾，语难出，脉数者，温邪内逼阳明，精液劫夺，神机不运。用石膏、知母、麦冬、半夏、竹叶、甘草之属，泄热救津。

鼻鼾面赤，胃热极盛，人之阴气，依胃为养，热邪内灼，胃液干枯，阴气复有何资而能渗诸阳灌诸络？是以筋骨懈怠，机关失运，急用甘凉之品，以清热濡津，或有济也。（雄按：宜加西洋参、百合、竹沥。）

璜按：热邪内逼阳明，上扰神经，精液劫夺，宗筋失润，致身重难于转侧，此症已病及脑脊髓矣。此方多服，必津回热退而神清。然到病转，身体仍支持不住，亦重症也。

风温证[②]，身热痰咳，口渴神迷，手足瘛疭，状若惊痫，脉弦数者，此热劫津液，金囚木旺。当用羚羊、川贝、青蒿、连翘、知母、麦冬、钩藤之属，以息风清热。

肺属金而畏火，赖胃津之濡养，以肃降令而溉百脉者也。热邪内盛，胃津被劫，肺失所资。木为火之母，子能令母实。火旺金囚，木无所畏，反侮所不胜，是以筋脉失养，风火内旋，瘛疭惊痫，在所不免，即俗云发痉是也。故以息风清热为主治。王士雄曰：可加元参、栀子、丝瓜络。

璜按：此症，我国医者每谓热盛生内风，其实亦脑髓病也。安脑、提神、退热仍不可少。

风温证，热渴烦闷，昏愦不知人，不语如尸厥，脉数者，此热邪内蕴，走窜心包络。当用犀角、连翘、焦远志、鲜石菖蒲、麦冬、川贝、牛黄至宝之属，泄热通络。

热邪极盛，与三焦相火相煽，最易内窜心包[③]，逼乱神明，闭塞络脉，以致昏迷不语。其状如尸，俗谓发厥是也。闭者宜开，故以香开辛散为务。

热邪极盛，三焦相火相煽，最易内窜心包，逼乱神明，闭塞络脉，虽是喻氏之言，而法以香开辛散。然热极似水，一派烟雾尘天，蒙住心胸，不知不识，如人行烟尘中，口鼻皆燥，非两解不能散其势。再入温热之处，则人当燥闷死矣。且温热多燥，辛香之品尽是燥。燥与热斗，立见其败。且心神为热邪蒸围，非闭塞也。有形无形，治法大异，遇此每在败时，故前人不能探其

---

① 吴锡琮评：此阳明热盛、神气昏迷之症。

② 吴锡琮评：此即西医所谓热冲脑也。初病发痉痉，愈者甚多，若病后则多危。

③ 吴锡琮评：热入心包，症甚危急，须防内闭。前五条均风温中之重症，照法施治，愈者固多，而变坏者亦不少。医者对于此症，切勿轻言易治。

情，今补薛生白先生一法于后。（汪按：此乃驳香开辛散之法，而别立一法，与本书异趣。盖此条当是他人附赘之评语，非本书也。）极明雄黄一两，研极细，入铜勺内。又研提净，牙硝六钱，微火熔化，拔匀如水时，（杨云：雄黄多而牙硝少，何能匀拔如水，“两”字、“钱”字，必有一误。）急滤清者于碗，粗渣不用，凝定此丹，灶家秘制也。凡遇前证，先用陈雨水十碗，内取出一碗，煎木通一钱，通草三钱，倾入九碗冷水内。又取犀角磨入三钱，或旋磨旋与亦可，每碗约二三分。再将制雄挑二三厘入碗，冷与服，时时进之。能于三日内进之尽，必有清痰吐出数碗而愈，（杨云：据此用法，当是黄一分，硝六分也。）十救七八。盖此证死期最缓，而医人无他法，每每付之天命，牛黄清心而已，可胜长叹。（雄按：炼雄黄法昉于《游宦纪闻》，见《知不足斋丛书》。）

璜按：此毒入延髓化热之症，特前条瘛疭、此条昏瞶耳。此症用金石通灵，及芳香提神诸品，愈者甚多。倘热闭不开，神昏不醒，一二日而毙，死期何尝缓耶？

薛生白《湿热病篇》评注

（雄按：江本、吴本俱作湿温）

瓒按：湿为天之六气，感湿化热，即六淫皆从火化之义。我国医学必讲六气，乃岐黄、仲景不易之心法也。近世学西医者，每以我国此学说为笼统之谈，必推究病原菌，方为细切。立论未尝不精，确不思我国学说亦确有体验。今试以五日一候、三候一气、六气一时，与《淮南子》之月令推勘之。动物若虫、鱼、鸟、兽，植物若蔬菜、葭苇、果实，莫不随时令而发生。爵化蛤，鼠化鴽[①]，须天时至，方能感化，即至一日一夜一时，干支时刻亦确乎其不可易。观于猫眼，子午卯酉为一变，寅申巳亥为一变，辰戌丑未为一变，丝毫不爽。则天时气候为病原所自出，非泛论也。病原虫亦必随时令而生，故我国按六气检治，均能有效。古云"湿胜则重着"，故患湿者无不身重。湿为有形之物，每流关节，故患湿者无不身重。呜呼！岂笼统之谈哉？

一、湿热证，（雄按：既受湿又感暑也，即是湿温。亦有湿邪久伏而化热者。喻氏以为三气者，谓夏令地气已热，而又加以天上之暑也。）始恶寒，后但热不寒，汗出，胸痞，舌白，（吴本下有"或黄"二字。）口渴不引饮。（雄按：甘露消毒丹九十五最妙。吴本虽出江本之后，无甚异同。所附酒客一案云，是其师治，似较江本为可信也。故引证但据吴本，而江本从略。）

自注：此条乃湿热证之提纲也[②]。湿热病属阳明太阴经者居多，（章虚谷云：胃为戊土属阳，脾为己土属阴。湿土之气，同类相召，故湿热之邪，始虽外受，终归脾胃也。）中气实，则病在阳明；中气虚，则病在太阴。（外邪伤人，必随人身之气而变，如风寒在太阳则恶寒，传阳明则变为热而不恶寒。今以暑湿所合之邪，故人身阳气旺，即随火化而归阳明。阳气虚，则随湿化而归太阴也。）病在二经之表者，多兼少阳三焦。（雄按：此二句从吴本补入。）病在二经之里者，每兼厥阴风木。（以肝脾胃所居相近也。）以少阳厥阴，同司

---

① 鴽：鹌鹑之类的小鸟。

② 吴锡琮评：黄坤载注《伤寒》亦同此说。

相火，（少阳之气，由肝胆而升，流行三焦，即名相火。）阳明太阴，湿热内郁，郁甚则少火，皆成壮火，而表里上下，充斥肆逆。（《经》曰：少火生气，壮火食气。少火者阳和之生气，即元气也。壮火为亢阳之暴气，故反食其元气。食犹蚀也。外邪郁甚，使阳和之气，悉变为亢暴之气，而充斥一身也。）故是证最易耳聋干呕，发痉发厥。（暑湿之邪，蒙敝清阳，则耳聋。内扰肝脾胃，则干呕而痉厥也。）而提纲中不言及者，因以上诸症，皆湿热病兼见之变局，而非湿热病必见之正局也。（必见之证，标于提纲，使人辨识，不至与他病混乱。其兼见之变证，或有或无，皆不可定。若标之，反使人迷惑也。）

始恶寒者，阳为湿遏而恶寒，终非若寒伤于表之恶寒。（湿为阴邪，始遏其阳。而恶寒既与暑合，则兼有阳邪，终非如寒邪之纯阴而恶寒甚也。）后但热不寒，则郁而成热，反恶热矣。（雄按：后则湿郁成热，故反恶热，所谓六气皆从火化也。况与暑合，则化热尤易也。）热盛阳明则汗出，（章云：热在湿中，蒸湿为汗。）湿蔽清阳则胸痞，湿邪内盛则舌白，湿热交蒸则舌黄。[①]（雄按：观此句，则提纲中舌白下应有或黄二字。）热则液不升而口渴，湿则饮内留而不引饮。（章云：以上皆明提纲所标为必有之证也。）然所云表者，乃太阴、阳明之表，而非太阳之表。（湿热邪归脾胃，非同风寒之在太阳也。雄按：据此则前病在太阴下必有脱简，应从吴本补入。）太阴之表，四肢也，阳明也。阳明之表，肌肉也，胸中也。（四肢禀气于脾胃，而肌肉脾胃所主。若以脾胃分之，则胃为脾之表，胸为胃之表也。）故胸痞为湿热必有之证，四肢倦怠，肌肉烦疼，亦必并见。（此湿热在脾胃之表证也。）其所以不干太阳者，以太阳为寒水之腑，主一身之表。（雄按：肺为天，天包地外而处于上；膀胱为水，水环地极而处于下。故皆为一身之表。而风为阳邪，首及肺经；寒为阴邪，先犯膀胱。惟湿为中土之气，胃为中土之腑，故胃受之。杨云：此注奇情至理，所谓语必惊人总近情也。）风寒必自表入，故属太阳。（雄按：陈亮师云：风邪上受，肺合皮毛，故桂枝证有鼻鸣干呕也。）湿热之邪，从表伤者十之一二，（章云：是湿随风寒而伤表，郁其阳气而变热，如仲景条内之麻黄赤小豆汤十五证是也。）由口鼻入者十之八九。（暑热熏蒸之气，必由口鼻而入。）阳明为水谷之海，太阴为湿土之脏，故多阳明、太阴受病。[②]（湿轻暑重，则归阳明；暑少湿多，则归太阴。）膜原者，外通肌肉，内近胃腑，即三焦之门户，实一身之半表半里也。（雄按：此与叶氏《温病篇》第三章之论合。）邪由上受，

① 吴锡琮评：胸痞舌白为湿热握要之认病法，若湿热交蒸而舌黄者，其苔必腻。

② 吴锡琮评：湿温必由阳明、太阴受病，乃同气相求之义，以其一阴一阳均属湿土也。

直趋中道，故病多归膜原。（章云：外经络，内脏腑，膜原居其中，为内外交界之地。凡口鼻肌肉所受之邪，皆归于此也。其为三焦之门户而近胃口，故膜原之邪，必由三焦而入脾胃也。杨云：细绎此言，则膜原乃人脂内之膜也。然邪之由鼻入者，必先至肺；由口入者，必先至胃。何以云必归膜原，此不可解者也。若云在内之邪必由膜原达外，在外之邪必由膜原入内，则似矣。）

要之，湿热之病，不独与伤寒不同，且与温病大异。温病乃少阴、太阳同病，此仲景所论伏气之春温，若叶氏所论外感之风温，则又不同者矣。（雄按：此注知有少阴太阳之温病，则与前篇风温条例，力非伏气之论者，断非一人之笔。即按文义，亦彼逊于此，吴氏何以并为一家？江本必欲相合，强为删改，岂非自呈伪妄耶？汪按：前篇自序，自称其名曰祖恭，未言又有此篇。此篇又无自序，其非出一人手明甚，梦隐辨之是也。）湿热乃阳明、太阴同病也。（始受于膜原，终归于脾胃。）而提纲中不言及脉者，以湿热之证，脉无定体，或洪或缓，或伏或细，名随证见，不拘一格，故难以一定之脉，拘定后人眼目也。（阳明热盛见阳脉，太阴湿盛见阴脉，故名随证见也。）

璜按：温病由肺胃包络及延髓神经发者居多，邪伏厥阴，寒热吐蛔，亦间有之。此据仲景风温例，谓温病乃少阴太阳同病，似未完善。

湿热之证，阳明必兼太阴者，徒知脏腑相连，湿土同气，而不知当与温病之必兼少阴比例。少阴不藏，木火内燔，风邪外袭，表里相应，故为温病。（此即《经》言“冬不藏精，春发温病”。先由内伤而后外感，膏粱中人多有之；其冬伤于寒，由少阴伏邪，至春发出于太阳之温病，藜藿中人多有之。皆必兼少阴者也。若外感风温，邪由上受者，又当别论矣。）太阴内伤，湿饮停聚，客邪再至，内外相引，故病湿热。（脾主为胃，行津液者也。脾伤而不健运，则湿饮停聚，故曰脾虚生内湿也。雄按：此言内湿素盛者，暑邪入之，易于留着，而成湿温病也。）此皆先有内伤，再感客邪，非由腑及脏之谓。若湿热之证，不挟内伤，中气实者，其病必微。（雄按：内湿不盛者，暑邪无所依傍，虽患湿温，治之易愈。）或有先因于湿，再因饥劳而病者，亦属内伤挟湿，标本同病。然劳倦伤脾为不足，湿饮停聚为有余。（雄按：脾伤湿聚，曷云有余？盖太饱则脾困，过逸则脾滞，脾气困滞而少健运，则饮停湿聚矣。较之饥伤而脾馁、劳伤而脾乏者，则彼尤不足而此尚有余也。后人改饥饱劳逸为饥饱劳役，不但辨证不明，于字义亦不协矣。）所以内伤外感，孰多孰少，孰实孰虚，又在临证时权衡矣。

二、湿热证，恶寒无汗，身重头痛。（雄按：吴本下有“胸痞腰疼”四字。）

湿在表分，宜藿香、香薷、羌活、苍术皮、薄荷、牛蒡子等味。头不痛者，去羌活。[①]（雄按：吴本无藿香、香薷、薄荷、牛蒡子，有葛根、神曲、广皮、枳壳。）

自注（下仿此）：身重恶寒，湿遏卫阳之表证。头痛必挟风邪，故加羌活，不独胜湿，且以祛风。（杨云：湿宜淡渗，不宜专用燥药；头痛属热，不必牵涉及风。）此条乃阴湿伤表之候。（章云：恶寒而不发热，故为阴湿。雄按：阴湿，故可用薷、术、羌活以发其表。设暑胜者，三味皆为禁药。章氏既知阴湿，因见其用香薷一味，遂以此条为暑证之实据，总由误以湿热为暑也。故其论暑连篇累牍，皆是影响之谈。夫七政运行，有形可据，尚难臆断，况太极无形，空谈无谓，道迩求远，反误后人。兹概从删，免滋眩惑。）

三、湿热证，（雄按：吴本下有"汗出"二字。）恶寒发热身重，关节疼（雄按：吴本下有"胸痞腰"三字）痛，湿在肌肉[②]，不为（雄按：吴本作"可"）汗解，宜滑石、大豆黄卷、茯苓皮、藿香叶、鲜荷叶、白通草、桔梗等味。不恶寒者，去苍术皮。（雄按：吴本此句作"汗少恶寒者，加葛根条"，内无荷叶、藿香、通草、桔梗，有神曲、广皮。）

此条外候与上条同，惟汗出独异，更加关节疼痛，乃湿邪初犯阳明之表。而即清胃脘之热者，不欲湿邪之郁热上蒸，而欲湿邪之淡渗下走耳。此乃阳湿伤表之候。（以其恶寒少而发热多，故为阳湿也。雄按：吴本下有"然药用渗利，其小便之不利可知矣"二句。汪按：此二句乃他人所附评语。）

璜按：此急性之关节炎，亦时感也。西医以为原因未详，总之，病在躯壳，外治法尤益佳良。此症病在臂膊，夜间卧后，慎弗外露。病在腰部，勿前屈，勿负重。病在膝、足、肘、手腕各关节，卧时宜以盐水布包缠患部，翌晨再换，效验异常。

四、湿热证，三四日即口噤，四肢牵引拘急，甚则角弓反张。此湿热侵入经络脉隧中，宜鲜地龙、秦艽、威灵仙、滑石、苍耳子、丝瓜藤、海风藤、酒炒黄连等味。（雄按：吴本无此条。）

此条乃湿邪挟风者。风为木之气，风动则木张，乘入阳明之络则口噤，走窜太阴之经则拘挛。故药不独胜湿，重用息风，一则风药能胜湿，一则风药能疏肝也。选用地龙、诸藤者，欲其宣通脉络耳。（十二经络皆有筋相连系，邪由经络，伤及于筋，则瘛疭拘挛，角弓反张。筋由肝所主，故筋病必当舒肝。雄按：地龙殊可不必，加以羚羊、竹茹、桑枝等亦可。笣伯云：地龙、灵

---

① 吴锡琮评：湿热在表，用开透法，却自不错。但药大升燥，尚未合度。

② 吴锡琮评：湿在肌肉，仍属表症。

仙、苍耳、海风藤，似嫌过于走窜，不如羚羊、竹茹、桑枝等较妥，或加钩藤可乎？）

璜按：此节所谓脑髓病也，每随诸热性病而发。其为状也，头痛，呕气呕吐，眼火闭发，耳鸣，知觉钝麻，知觉异常，脱失痉挛，搐搦谵妄，瞳孔散大或缩小，视野狭小，黑内障，便秘，嗜睡昏睡，咽下障碍，人事不省，运动麻痹，偏瘫性发热，或局瘫发热，眩晕，一切之运动障碍及失语等。

又按[①]：我国此等症，谓之湿热引动肝风，热病用升提药，尤易致此。地龙、秦艽既有未合，凡甘菊、羚羊、竹茹、桑枝、菖蒲、川贝、银花、天竹、连翘，均可加入。或问仲景治痉，原有桂枝加瓜蒌根及葛根汤两方，岂宜于古而不宜于今耶？今之痉者，与厥相连，仲景不言及厥，岂《金匮》有遗文耶？余曰：非也，药因病用，病源既异，治法自殊。（汪按：不但此也。洄溪已云：《金匮》治痉诸方，见效绝少矣。）伤寒之痉自外来，（谓由外风。）证属太阳，（口噤即属阳明，义详本论。）治以散外邪为主。湿热之痉自内出，（谓由内风。）波及太阳，治以息内风为主。盖三焦与肝胆同司相火，（少阳生气生于肝胆，流行三焦，名相火也。）中焦湿热不解，则热盛于里，而少火悉成壮火。火动则风生，而筋挛脉急。风煽则火炽，而识乱神迷。（雄按：设再投桂、葛以助其风，则燎原莫救矣。）身中之气，随风火上炎，而有升无降。（雄按：治温热诸病者，不可不知此理。）常度尽失，由是而形若尸厥，正《内经》所谓“血之与气并走于上，则为暴厥者”是也。外窜经脉则成痉，内侵膻中则为厥。痉厥并见，正气犹存一线，则气复返而生。胃津不克支持，则厥不回而死矣。（雄按：喻氏云人生天真之气，即胃中之津液是也。故治温热诸病，首宜瞻顾及此。董废翁云：胃中津液不竭，其人必不即死，皆见到之言也。奈世人既不知温热为何病，更不知胃液为何物，温散燥烈之药，漫无顾忌，诚不知其何心也。）所以痉之与厥，往往相连，伤寒之痉自外来者，安有是哉？（雄按：此痉即瘛疭也，吴鞠通辨之甚详确。）

璜按：有湿邪者，热邪不易外泄，上炽则遏乱神明。凡遇此等症，宜清降透毒、淡渗宣湿，俾湿热有出路，方能透解。

暑月痉证，与霍乱同出一源。风自火生，火随风转，乘入阳明则呕，贼及太阴则泻，是名霍乱。窜入筋中则挛急，流入脉络则反张，是名痉。但痉证多厥，霍乱少厥。盖痉证风火闭郁，郁则邪势愈甚，不免逼乱神明，故多厥。霍乱风火外泄，泄则邪势外解，（雄按：宜作越。）不至循径而走，故少厥。此

① 吴锡琮评：此篇精微透彻，一字一珠。

痉与霍乱之分别也。[1] 然痉证邪滞三焦，三焦乃火化风，得风而愈煽，则逼入膻中而暴厥。霍乱邪走脾胃，脾胃乃湿化邪，由湿而停留，则淫及诸经而拘挛。火郁则厥，火窜则挛。又痉与厥之遗祸也。痉之挛结，乃湿热生风；霍乱之转筋，乃风来胜湿。（雄按：木克土也。）痉则由经及脏而厥，霍乱则由脏及经而挛，总由湿热与风，淆乱清浊，升降失常之故。夫湿多热少，则风入土中而霍乱；（雄按：霍乱湿多热少，道其常也。余自髫年即见此证流行，死亡接踵，然闻诸父老云：向来此证甚稀，而近则常有。因于道光戊戌辑一专论问世，嗣后此证屡行，然必在夏熟亢旱酷暑之年，则其证乃剧。自夏末秋初而起，直至立冬后始息。夫彤彤徂暑，湿自何来？只缘今人蕴湿者多，暑邪易于深伏。迨一朝猝发，遂至阖户沿村，风行似疫。医者未知原委，理中、四逆，随手乱投，殊可叹也。余每治愈此证，必问其人曰：病未猝发之先，岂竟毫无所苦耶？或曰病前数日手足心先觉热，或曰未病前观物皆红如火。噫！岂非暑热内伏，欲发而先露其机耶？咸丰纪元此证盛行，经余治者，无一不活。而世人不察，辄以姜附，杀之不已傎乎！杨云：道光元年，直省此证大作，一觉转筋即死，京师至棺木买尽，以席裹身而葬，卒未有识为何证者。俗传食西瓜者即死，故西瓜贱甚。余时年十一，辄与同学者日日饱啖之，卒无恙。今读此论，则医学之陋，不独今日为然也。）热多湿少，则风乘三焦而痉厥。厥而不返者死。胃液干枯，火邪盘踞也，转筋入腹者死。胃液内涸，风邪独劲也，然则胃中之津液，所关顾不巨哉？（雄按：此理喻氏发之，叶氏畅之，实诸病之生死关键也。在温热等病，尤为扼要。然明明言之，而鞠通、虚谷之论霍乱也，犹未知之，况他人乎？）厥证用辛开，泄胸中无形之邪也；干霍乱用探吐，泄胃中有形之滞也。然泄邪而胃液不上升者，热邪愈炽；探吐而胃液不四布者，风邪更张。终成死候，不可不知。（雄按：此条自注明以湿热二气分疏，章氏妄逞己见，谓湿热即暑也，强合二气为一气，且并《难经》湿温、热病为一证矣。盖由未读越人之书耳。兹于原释中悉为订正，而附记于此，以质宗工。）

瓒按：痉谓肢体拘急，脑病、脊髓病均有之。霍乱由点状菌触接传染，暑热盛行时多有之。第霍乱粪如米泔汁状，全失臭气，四肢冰冷，声音嘶嗄，下肢痉挛，眼眶深陷。其体温降之三十五度以下者，往往虚脱而死。此即我国

---

① 吴锡琮评：痉症与霍乱，多由暑邪扰乱神明、经络闭塞而成。特霍乱由伤暑夹食而发痉，则邪气穿经入络，津液被劫，肝风陡动，故变成昏迷不醒及角弓反张诸症耳。芳香逐秽开泄均不可少，此外再随其寒热而施治。

所谓寒症也。其有体温升腾，呈反应热，驯至就治者，亦恒有之。此即我国所谓热霍乱也。治法：么啡一厘分作六份，每次用六份之一，了刀边一厘分七十二份，每次用七十二份之一，开水和匀射入皮，应效如响。未效越一句钟再射。此药功力甚大，不可一点两次射之。服方：淡磺强酸五滴、鸦片酒五滴、樟脑水四滴，半点钟或一点钟服一次。身体厥冷，欲催血进行者，芥子洗脚最效。欲镇制呕吐者，则用冰片有大效。

五、湿热证，壮热口渴，舌黄或焦红，发痉，神昏谵语，或笑，邪灼心包，营血已耗，宜犀角、羚羊角、连翘、生地、元参、钩藤、银花露、鲜菖蒲、至宝丹四十一等味。（雄按：吴本无银花露。汪按：宜从吴本，盖花露清灵芳润，用治热病殊佳。然中有蕴湿者，终觉非宜也。）

上条言痉，此条言厥，温暑之邪，本伤阳气。（雄按：此谓邪之初感，必先于阳分而伤气也。）及至热极，逼入营阴，（雄按：虽挟湿邪，日久已从热化，在气不能清解，必至逼营。）则津液耗而阴亦病。心包受灼，神识昏乱，用药以清热救阴、泄邪平肝为务。（雄按：昏谵乃将厥之兆也。）

璜按：此症在西医谓神经症，在我国谓热烁营阴。照此方治法，真能起死回生，余验之屡矣。

六、湿热证[①]，发痉神昏笑妄，脉洪数有力，开泄不效者，湿热蕴结胸膈，宜仿凉膈散四十二。若大便数日不通者，热邪闭结肠胃，宜仿承气微下之例。（章云：曰宜仿，曰微下，教人细审详慎，不可孟浪攻泻。盖暑湿黏腻，须化气缓攻，不同伤寒化热而燥结，须咸苦峻下以行之也。雄按：吴本无此条。）

此条乃阳明实热，或上结（胸膈），或下结（胃肠）。清热泄邪，止能散络中流走之热，而不能除肠中蕴结之邪。故阳明之邪仍假阳明为出路也。（阳明实热，舌苔必老黄色，或兼燥。若犹带白色而滑者，乃湿重，为夹阴之邪。或胀满不得不下，须佐二术健脾燥湿，否则脾伤气陷，下利不止，即变危证。盖湿重属太阴证，必当扶脾也。雄按：苔色白滑，不渴，腹虽胀满，是太阴寒湿，岂可议下？但宜厚朴、枳术[②]等温中化湿为治。若“阳明之邪假阳明为出路”一言，真治温热病之金针也。盖阳明以下行为顺，邪既犯之，虽不可孟浪攻泻，断不宜截其出路。故温热自利者，皆不可妄行提涩也。杨云：注语极郑重，孟英辨驳尤精，二说皆宜参究。汪按：凡率投补涩者，皆不知邪必有出

---

① 吴锡琮评：此症用大黄煎汤泡紫雪丹，或泡安宫牛黄丸，均极神效。

② 吴锡琮评：温邪蒙敝，大便不下，非温通不可。但术朴方中宜加皂荚子，较速。

路之义者也。)

七、湿热证,壮热烦渴,舌焦红或缩,斑疹,胸痞,自利,神昏痉厥,热邪充斥表里三焦。宜大剂犀角、羚羊角、生地、元参、银花露、紫草、方诸水、金汁、鲜菖蒲等味。(雄按:吴本无银花露、方诸水、金汁,有丹皮、连翘。)

此条乃痉厥中之最重者,上为胸闷,下挟热利,斑疹痉厥,阴阳告困,独清阳明之热、救阳明之液为急务者,恐胃液不存,其人自焚而死也。(雄按:此治温热诸病之真诠也,医者宜切记之。方诸水,俗以蚌水代之,腥浊已甚,宜用竹沥为妙。此证紫雪六十一、神犀丹九十六皆可用也。)

璜按:此猩红热之发于神经者,紫雪、神犀极著伟效。

八、湿热证,寒热如疟,(雄按:吴本下有"舌苔滑白,口不知味"八字。)湿热阻遏膜原,宜柴胡、厚朴、槟榔、草果、藿香、苍术、半夏、干菖蒲、六一散五十九等味[①]。(雄按:吴本无柴胡、槟榔、藿香、菖蒲,有神曲。)

疟由暑热内伏、秋凉外束而成。若夏月腠理大开,毛窍疏通,安得成疟?而寒热有定期,如疟证发作者,以膜原为阳明之半表半里,热湿阻遏,则营卫气争。证虽如疟,不得与疟同治,故仿又可达原饮之例。盖一由外凉束,一由内湿阻也。(膜原在半表半里,如少阳之在阴阳交界处,而营卫之气内出于脾胃,脾胃邪阻,则营卫不和,而发寒热似疟之症矣。)

九、湿热证,数日后脘中微闷,知饥不食,湿邪蒙绕三(雄按:宜作上)焦,宜藿香叶、薄荷叶、鲜荷叶、枇杷叶、佩兰叶、(雄按:《离骚》纫秋兰以为佩,故称秋兰为佩兰。若药肆中所售之佩兰,乃妳甜草之类,不可入药也。汪按:兰即省头草,《离骚》之兰即本草之兰,皆非今之兰花。前人辨之已极明确,不必致疑矣。盖古人所谓香草,皆取叶香,非指花香。而今之兰花,叶实不香,明非古之兰也。医者疑古药品之兰蕙,正如儒者之疑古食品之蚔醢,皆不通古今之变者也。)芦尖、(雄按:即芦根也,用尖,取其宣畅。)冬瓜仁等味。[②](雄按:吴本无此条。)

此湿热已解,余邪蒙蔽清阳,胃气不舒,宜用极轻清之品,以宣上焦阳气。若投味重之剂,是与病情不相涉矣。(雄按:章氏谓轻剂专为吴人体弱而设,是未察病情之言也。或问湿热盛时,疫气流行,当服何药预为消弭。余为叶讷人《医案存真》,载其高祖天士先生案云:天气郁勃泛潮,常以枇把

---

① 吴锡琮评:诸药必寒热有定期,又兼口不渴者,方可取用。否则,变成单热无寒、坐卧不安,或至成痉。

② 吴锡琮评:此辛香凉润透湿之良法,亦开泄上焦湿热之方。

叶拭去毛，净锅炒香，泡汤饮之，取芳香不燥，不为秽浊所侵，可免夏秋时令之病。余则建兰叶、竹叶、冬瓜、芦根，皆主清肃肺气，故为温热暑湿之要药。肺胃清降，邪自不容矣。若别药恐滋流弊，方名虽美，不可试也。而薄滋味、远酒色，尤为要务。）

此条须与第三十一条参看，彼初起之实邪，故宜涌泄。投此轻剂，不相合矣。又须与后条参看，治法有上、中之分，临证审之。（解后余邪为虚，初发者为实，上焦近心，故有懊憹谵语。中焦离心远，故无。如其舌黄邪盛.亦有发谵语者。）

十、湿热证，初起发热，汗出胸痞，口渴舌白，湿伏中焦，宜藿梗、蔻仁、杏仁、枳壳、桔梗、郁金、苍术、厚朴、草果、半夏、干菖蒲、佩兰叶、六一散五十九（杨云：俱可用，但须择一二味对证者用之，不必并用。）等味[①]。（雄按：吴本胸痞下曰不知饥，口渴下曰不喜饮，舌白作舌苔滑白，无杏仁、苍术、厚朴、草果、半夏。）

浊邪上干则胸闷，胃液不升则口渴，病在中焦气分，故多开中焦气分之药。[②]（雄按：亦太多颇不似薛氏手笔。）此条多有挟食者，其舌根见黄色，宜加瓜蒌、楂肉、莱菔子。（汪按：此疑亦后人所附评语。）

十一、湿热证，数日后（雄按：吴本下有"胸痞"二字。）自利，溺赤，（雄按：吴本作"涩"。）口渴，（雄按：吴本上有"身热"二字。）湿流下焦，宜滑石、猪苓、茯苓、泽泻、萆薢、通草等味。（雄按："吴本"无泽泻、通草，有神曲、广皮。）

下焦属阴，太阴所司，阴道虚故自利，化源滞则溺赤，脾不转津则口渴，总由太阴湿胜故也。湿滞下焦，故独以分利为治，然兼证口渴胸痞，须佐入桔梗、杏仁、大豆卷，开泄中上，源清则流自洁，不可不知。（雄按：据此则本条"胸痞"二字，当从吴本增入为是。至"源清流洁"云云，则又非自注之文法，殊可疑也。汪按：此篇多有后人评语传写，羼入自注之处。此数语亦后人所附评语也。）以上三条，俱湿重于热之候。

湿热之邪，不自表而入，故无表里可分，（谓由膜原中道而入也，虽无表里之分，亦有浅深当别。）而未尝无三焦可辨。犹之河间治消渴，亦分三焦者是也[③]。夫热为天之气，（雄按：此明热即暑之谓也，章氏何以曲为改释?）湿为地之气，热得湿而愈炽，湿得热而愈横。（雄按：热得湿则郁遏而不宣，故

---

① 吴锡琮评：此温运中焦湿热之方，此等药治此等病未尽的当，临症尚须有去取。

② 吴锡琮评：胸闷口渴，舌苔白厚而黄，亦有挟痰者。此分利下焦湿热之法。

③ 吴锡琮评：治湿热寒吐下俱能变症，但当分上中下焦透发开泄，以轻减其势。

愈炽;湿得热则蒸腾而上熏,故愈横。两邪相合,为病最多。丹溪有云:湿热为病,十居八九。故病之繁且苛者,莫如夏月为最。以无形之热,蒸动有形之湿,素有湿热之人,易患湿温。误发其汗,则湿热混合为一而成死证,名曰重暍也。)湿热两分,其病轻而缓;湿热两合,其病重而速。[①](章云:故当开泄以分其热,若误作虚而用补法,则闭塞气道而死矣。)湿多热少,则蒙上流下,当三焦分治,调三焦之气,分利其湿也。湿热俱多,则下闭上壅,而三焦俱困矣。(当开泄清热两法兼用。)犹之伤寒门二阳合病、三阴合病也。

盖太阴湿化,三焦火化,有湿无热,止能蒙蔽清阳,或阻于上,或阻于中,或阻于下。若湿热合一,则身中少火,悉化为壮火,而三焦相火有不起而为疟者哉?(雄按:湿热一合,业已阴从阳化,如此披猖,况热多湿少乎?故不言热多湿少者,非阙文也。盖急宜清热,有不待言矣。)所以上下充斥,内外煎熬,最为酷烈。(雄按:曰酷曰烈,皆暑之威名。)兼之木火同气,表里分司,再引肝风,痉厥立至[②]。(雄按:津虚之体,夏月每有肝风徙动煎厥一证,言其不耐暑气煎熬,可谓形容逼肖。)胃中津液几何,其能供此交征乎?(雄按:不辨暑证之夹湿与否,而辄投温燥以劫津液者,宜鉴斯言。)

至其所以必属阳明者,以阳明为水谷之海,鼻食气,口食味,悉归阳明,邪从口鼻而入,则阳明为必由之路。[③](雄按:脾胃大肠,一气相通,温热究三焦,以此一脏二腑为最要。肺开窍于鼻,吸入之邪,先犯于肺,肺经不解,则传于胃,谓之顺传。不但脏病传腑为顺,而自上及中,顺流而下,其顺也,有不待言者。故温热以大便不闭者易治,为邪有出路也。若不下传于胃,而内陷于心包络,不但以脏传脏,其邪由气分入营,更进一层矣,故曰逆传也。因叶氏未曾明说顺传之经,世多误解逆传之理,余已僭注于本条之后,读此可证管窥之非妄。汪按:鼻为肺窍,所受之气,必先入肺。此云悉归阳明,不免语病。梦隐以"肺经不解乃传入胃"释之,意始圆惬。)其始也,邪入阳明,早已先伤其胃液。其继邪盛三焦,更欲资取于胃液,司命者可不为阳明顾虑哉?(雄按:此不独为湿热病说法也,风寒化热之后,亦须顾此,况温热乎?)

或问木火同气,热盛生风,以致痉厥,理固然矣。然有湿热之证,表里极热,不痉不厥者,何也?余曰:风木为火热引动者,原因木气素旺,(木旺由于

---

① 吴锡琮评:湿热误汗固死,误补气机不宣,亦成重症。

② 吴锡琮评:痉厥多由津虚,故温热病汗多者,即能发痉。雷少逸治温病,无汗者主透汗,有汗者主养津,的是妙法。

③ 吴锡琮评:此注于病源极精不磨之论。

水亏，故得引火生风，反焚其木，以致痉厥。若水旺足以制火而生木，即无痉厥者也。）肝阴先亏，内外相引，两阳相煽，因而动（雄按：吴本作“劲”）张。若肝肾素优，并无里热者，火热安能招引肝风也。（雄按：喻氏云遇暄气[1]而不觉其热者，乃为平人。盖阴不虚者，不畏暑而暑不易侵，虽侵之，亦不致剧，犹之乎水田不惧旱也。阴虚者，见日即畏，虽处深宫之内，而无形之暑气偏易侵之，更有不待暑侵而自成为厥者矣。杨云：虚损之原，一语揭出。）试观产妇及小儿，一经壮热便成瘈疭者，以失血之后，与纯阳之体阴气未充，故肝风易动也。[2]（雄按：原本未及产妇，今从吴本与小儿并论，尤为周密。然妇科不知血脱易痉，往往称为产后惊风，喻氏辟之韪矣。幼科一见发热，即以柴葛解肌为家常便饭。初不究其因何而发热也，表热不清，柴葛不撤，虽肝风已动，瘛疭已形，犹以风药助疟，不亦慎乎？此叶氏所以有“劫肝阴、竭胃汁”之切戒也。杨云：痉厥之证，举世不知其因，今经此详明剖析，昭如白日矣。）

或问曰：亦有阴气素亏之人，病患湿热，甚至斑疹外见，入暮谵语昏迷而不痉不厥者，何也？答曰：病邪自盛于阳明之营分，故由上脘而熏胸中，则入暮谵妄。邪不在三焦气分，则金不受囚，木有所畏，未敢起而用事。至于斑属阳明，疹属太阴，亦二经营分热极，不与三焦相干，即不与风木相引也。此而痉厥，必胃中津液尽涸，耗及心营，则肝风亦起，而其人已早无生理矣。（雄按：此从吴本采补，观此则粗工之治温热，妄用柴葛，竭力以耗胃汁而鼓其肝风者，真杀人不以刃也。惟稍佐于凉润方中，或不致为大害。）

十二、温热证，舌遍体白，口渴，湿滞阳明，宜用辛开，如厚朴、草果、半夏、干菖蒲等味。（舌白者，言其苔。若苔滑而口不渴者，即属太阴证，宜温之。雄按：苔白不渴，须询其便溺不热者，始为宜温之的证也。又按：此与第十条证相似，吴本无此条。杨云：湿盛热微之证，初起原可暂用此等药开之，一见开湿化热，便即转手清热。若执此为常用之法，则误矣。注内补出审便溺一层，尤为周到。）

此湿邪极盛之候，口渴乃液不上升，非有热也。辛泄太过，即可变而为热。（以其属阳明，湿邪开泄，则阳气升而热透。）而此时湿邪尚未蕴热，故重用辛开，使上焦得通、津液得下也。（阳气升则津液化，而得上输下布也。）

璜按：宣透湿邪后，其热每炽，所谓“宣之不愈，必待其热而后清，清而后

---

① 暄气：暑气。

② 吴锡琮评：切中时弊，此等庸医处处皆然，夭枉人命，不可胜数。

愈”也。若察其溺有热，为热重于湿，于宣透中必兼清解。

十三、湿热证，舌根白，舌尖红，湿渐化热，余湿犹滞。宜辛泄佐清热，如蔻仁、半夏、干菖蒲、大豆黄卷、连翘、绿豆衣、六一散五十九等味。（雄按：吴本无此条。）此湿热参半之证，而燥湿之中即佐清热者，亦所以存阳明之液也[①]。

上二条凭验舌以投剂，为临证时要诀。盖舌为心之外候，浊邪上熏心肺，舌苔因而转移。（叶氏《温热论》辨舌最精详，宜合观之。雄按：更宜参之《准绳》。）

十四、湿热证，初起即胸闷不知人，瞀乱大叫痛，湿热阻闭中上二焦，宜草果、槟榔、鲜菖蒲、芫荽、六一散五十九各重用，或加皂角地浆水煎。（雄按：吴本无此条。淦按：此条颇似痧证，宜用灵验痧丸为妙，六一散有甘草，须慎用。）

此条乃湿热俱盛之候，而去湿药多、清热药少者，以病邪初起即闭，不得不以辛通开闭为急务，不欲以寒凉凝滞气机也。（雄按：芫荽不如用薤白，或可配栝蒌、栀、豉者则配之。）

璜按：此症别有开泄验方，非煎剂所能奏效也。灵验痧丸及紫金锭，并药中含有樟脑质、鸦片质者均效。徒用煎剂，必误事。

十五、湿热证，四五日口大渴，胸闷欲绝，干呕不止，脉细数，舌光如镜，胃液受劫，胆火上冲，宜西瓜汁、金汁、鲜生地汁、甘蔗汁，磨服郁金、木香、香附、乌药等味。（雄按：吴本作西瓜白汁，谓不取瓤中汁，而以瓜肉捣汁也。并无金汁、蔗汁。）

此营阴素亏、木火素旺者，木乘阳明，耗其津液，幸无饮邪，故一清阳明之热，一散少阳之邪。不用煎者，取其气全耳。（舌光无苔，津枯而非浊壅，反胸闷欲绝者，肝胆气上逆也。故以诸汁滋胃液，辛香散逆气。雄按：凡治阴虚气滞者，可以仿此用药。杨云：比例精当，能如此旁通，方为善读书人。雄又按：有治饮痛一案，宜参。俞惺庵云：嘉善一人胸胀脘闷，诸治不效，一瓢用续随子煎汤，磨沉香、木香、檀香、降香、丁香，服一月，泻尽水饮而痊。汪按：续随子去油务尽，否则误人。去油法：木状用椹榨后，更宜纸隔重压，换纸多次，方能去净。）

璜按：以胸闷干呕，知其气滞。以脉细数，舌光如镜，知其阴亏。看他用药，养阴而不滞邪，调气又不枯阴，斯为灵妙。

---

① 吴锡琮评：湿热症参半者，宜透湿清热合用。

十六、湿热证（雄按：吴本下有“身热口苦”四字），呕吐清水，或痰多，湿热内留，木火上逆，宜温胆汤[①]九十七加瓜蒌、（雄按：吴本作黄连）。碧玉散五十九等味。

此素有痰饮，而阳明少阳同病，故一以涤饮，一以降逆，与上条呕同而治异，正当合参。（碧玉散，即六一加青黛，以清肝胆之热。上条液枯，以动肝胆之火，故干呕。此条痰饮郁其肝胆之火，故呕水。）

十七、湿热证，呕恶不止，昼夜不差，欲死者，肺胃不和，胃热移肺，肺不受邪也。宜用川连三四分，苏叶二三分，两味煎汤，呷下即止。

肺胃不和，最易致呕。盖胃热移肺，肺不受邪，还归于胃，必用川连以清湿热，苏叶以通肺胃。投之立愈者，以肺胃之气非苏叶不能通也，分数轻者以轻剂，恰治上焦之病耳。[②]（雄按：此方药止二味，分不及钱，不但治上焦宜小剂，而轻药竟可以愈重病，所谓轻可以去实也。合后条观之，盖气贵流通，而邪气挠之，则周行窒滞，失其清虚灵动之机，反觉实矣。惟剂以轻清，则正气宣布、邪气潜消，而窒滞者自通。设投重药，不但已过病所，病不能去，而无病之地反先遭其克伐。章氏谓轻剂为吴人质薄而设，殆未明治病之理也。川连不但治湿热，乃苦以降胃火之上冲，苏叶味甘辛而气芳香，通降顺气，独擅其长。然性温散，故虽与黄连并驾，尚减用分许而节制之，可谓方成知约矣。世人不知诸逆冲上皆属于火之理，治呕辄以姜、萸、丁、桂从事者，皆粗工也。余用以治胎前恶阻，甚妙。）

十八、湿热证[③]，咳嗽昼夜不安，甚至喘不得眠者，暑邪入于肺络，宜葶苈、枇杷叶、六一散五十九等味。（雄按：吴本咳嗽下有“喘逆面赤气粗”六字，而无“甚至”句。）

人但知暑伤肺气则肺虚，而不知暑滞肺络则肺实，葶苈引滑石直泻肺邪，则病自除。（吴子音曰：业师张友樵治一酒客，夏月痰嗽气喘，夜不得卧，服凉药及开气药不效，有议用人参、麦冬等药者。师诊其脉，右寸数实，此肺实非肺虚也，投以人参则立毙矣，遂与此方煎服立愈。明年复感客邪，壅遏肺气，喘咳复作，医有以葶苈进者，服之不效，反烦闷汗泄。师脉其右寸浮数，口渴恶热，冷汗自出，喘急烦闷，曰：热邪内壅，肺气郁极，是以逼汗外出，非气虚自汗也。服葶苈而反烦闷者，肺热极盛，与苦寒相格拒也。夫肺苦气

① 吴锡琮评：温胆汤，嫌其太温，以有吐水痰多，故可用。

② 吴锡琮评：用轻药以治重病，立法颇奇，又确能有效，真良方也。

③ 吴锡琮评：病较轻者，用千金苇茎汤加附、石、杏仁亦效。

上逆，本宜苦以泄之，而肺欲散，又当兼食辛以散之，与麻杏甘膏汤九十八一剂，肺气得通而喘止汗敛，诸证悉平矣。杨云：余曾治一酒客大喘，用《金鉴》苏葶丸而愈，亦与此同。此盖湿热上壅之证也。至案内所云服此益甚，则外感束其肺热，用此降之，则外感反内陷而病益甚。麻、杏、甘、石，正怯外感而清内热之方，故速愈。张君用药则是，而立论高而不切，非垂教后学之法也。）

十九、湿热证，十余日大势已退，惟口渴汗出，骨节（雄按：吴本有"隐"字）痛，（雄按：吴本下有"不舒，小便赤涩不利"八字。）余邪留滞经络，宜元米（即糯米）汤泡于术，隔一宿，去术煎饮。[①]

病后湿邪未尽，阴液先伤，故口渴身痛。此时救液则助湿，治湿则劫阴。宗仲景麻沸汤之法，取气不取味，走阳不走阴，佐以元米汤养阴逐湿，两擅其长。（杨云：煎法精妙，注亦明晰。汪按：此身痛一证，乃湿滞之的验，则口渴未必非湿淫于内而引饮也。然津液亦必须顾虑，以术治湿，不用煎而用泡，既巧妙，亦周致。雄按：用沙参、麦冬、石斛、枇杷叶等味，冬瓜汤煎服亦可。汪按：用冬瓜灵妙，宜加丝瓜络。）

璜按：王氏用清润之药，以解病后湿热余邪，亦妥。但尚宜加萆薢、薏仁，以治骨节痛，似觉周到。

二十、湿热证，数日后汗出，热不除，或痉，忽头痛不止者，营液大亏，厥阴风火上升，宜羚羊角、蔓荆子、钩藤、元参、生地、女贞子等味。（雄按：吴本无女贞，有白芍。杨云：白芍不如女贞。）

湿热伤营，肝风上逆，血不荣筋而痉，上升颠顶则头痛。热气已退，木气独张，故痉而不厥，投剂以息风为标、养阴为本。（雄按：蔓荆不若以菊花、桑叶易之。杨云：蔓荆最无谓，所易甚佳。汪按：枸杞子亦可用，不嫌其腻。）

璜按：汗出热留，营液受伤，则肝风陡动，上攻脑髓而头痛发痉，因热尚轻，故不昏厥也。润肝息风，如玉竹、参叶、桑枝、连翘、甘菊、稽豆衣，均能奏效。西洋医用钾溴，东医名臭剥，以二分合白糖和水服之，有伟效。

二十一、湿热证，胸痞发热，肌肉微疼，始终无汗者，腠理暑邪内闭，（雄按：吴本无此四字，作"气机拂郁，湿热不能达外"。杨云：吴本胜于原本。）宜六一散五十九一两，薄荷叶三四分，（雄按：吴本作"三四十片"。）泡汤调下，即汗解。

湿病发汗，昔贤有禁，此不微汗之病必不除。盖既有不可汗之大戒，复

① 吴锡琮评：用元米泡于术，毫无助热之弊，以之养阴化湿，颇见灵巧。

有得汗始解之治法，临证者当知所变通矣。（吴云：此湿热蕴遏，气郁不宣，故宜辛凉解散。汗出灌浴之辈，最多此患，若加头痛恶寒，便宜用香薷温散矣。章云：湿病固非一概禁汗者，故仲景有麻黄加术汤等法。但寒湿在表，法当汗解；湿热在里，必当清利。今以暑湿闭于腠理，故以滑石利毛窍。若闭于经者，又当通其经络可知矣。汪按：吴本薄荷较多，则非微汗矣。）

璜按：用泡汤，取其轻扬透汗，如用煎剂，则芦根、豆豉、竹叶、杏仁、绿豆衣，均轻清开泄，以取微汗亦佳。

二十二、湿热证，按法治之数日后，或吐下一时并至者，中气亏损，升降悖逆，宜生谷芽、莲心、（雄按：当是莲子。）扁豆、米仁、半夏、甘草、茯苓等味。甚者，用理中法四十五[①]。（雄按：吴本无此条，若可用理中法者，必是过服寒凉所致。）

升降悖逆，法当和中，犹之霍乱之用六和汤也。若太阴惫甚，中气不支，非理中不可。（忽然吐下，更当细审脉证有无重感别邪，或伤饮食。雄按：亦有因愤怒而致者，须和肝胃。）

二十三、湿热证，十余日后左关弦数，腹时痛、时圊[②]血，肛门热痛，血液内燥，热邪传入厥阴之证，宜仿白头翁法九十九[③]。

热入厥阴而下利，即不圊血，亦当宗仲景治热利法。若竟逼入营阴，安得不用白头翁汤，凉血而散邪乎？设热入阳明而下利，即不圊血，又宜师仲景下利谵语，用小承汤三十九之法矣。（雄按：章氏谓小承气汤乃治厥阴热利，若热入阳明而下利，当用黄芩汤，凡此不知《伤寒论》有简误之文也。本文云下利谵语者，有燥矢也，宜小承气汤。既有燥矢，则为太阴转入阳明之证，与厥阴无涉矣。湿热入阳明而下利，原宜宗黄芩汤为法，其有燥矢而谵语者，未尝无其候也。则小承气亦可援例引用焉。）

二十四、湿气证，十余日后尺脉数，下利，或咽痛，口渴心烦，下泉不足，热邪直犯少阴之证，宜仿猪肤汤三凉润法。

同一下利，有厥少之分，则药有寒凉之异。（谓厥阴宜寒，少阴宜凉也。）然少阴有便脓之候，不可不细审也。

二十五、湿热证，身冷脉细，汗泄胸痞，口渴舌白，湿中少阴之阳，宜人参、白术、附子、茯苓、益智等味。（雄按：吴本无此条。杨云：此等证固有之，

---

① 吴锡琮评：此病后和平养胃之法，以治吐下，轻病则可耳。

② 圊（qing 青）：厕所。

③ 吴锡琮评：此西医所谓肠炎也，用黄芩汤加银花、元明粉可以治之。

然本论湿热，却夹入寒湿，又不提明药误，岂不自乱其例。）

此条湿邪伤阳，理合扶阳逐湿，口渴为少阴证，乌得妄用寒凉耶？[①]（津液出于舌下少阴经之廉泉穴，故凡少阴受邪，津液不升则渴也。然胸痞舌白，当加厚朴、半夏或干姜，恐参、术太壅气也。渴者，湿遏阳气，不化津液以上升，非热也。雄按：此湿热病之类证，乃寒湿也。故伤人之阳气，或湿热证治不如法，但与清热，失于化湿，亦有此变。但口渴而兼身冷、脉细、汗泄、舌白诸证者，固属阴证，宜温。还须察其二便，如溲赤且短、便热极臭者，仍是湿热蕴伏之阳证，虽露虚寒之假象，不可轻投温补也。章氏所云“湿遏阳气，不化津液之渴”，又为太阴证，而非少阴证矣。）

璜按：此节乃湿寒症，非湿热症也。若湿热有虚寒之假象，因热为湿遏，仍当开湿清热。此中具有手法，多读《王氏医案》及《名医类案·寒热篇》，自别有一番见解。

二十六、暑月病初起，但恶寒，面黄口不渴，神倦四肢懒，脉沉弱，腹痛下利，湿困太阴之阳，宜仿缩脾饮一百，甚则大顺散六十、来复丹八十四等法。（雄按：吴本无此条。）

暑月为阳气外泄、阴气内耗之时，故热邪伤阴，阳明消烁，宜清宜凉。（雄按：此治暑之正法眼藏。）太阴告困，湿浊弥漫，宜温宜散。（雄按：凡寒湿为病，虽在暑月，忌用凉药，宜舍时从证也。昔贤虽知分别论治，惜不能界画清厘而创阴暑等名，贻误后学不少。徐洄溪云：天有阴暑，人间有阴热矣。一语破的。汪按：如夏日有阴暑，冬日当有阳寒乎？倘冬日感病，而医者云此为阳寒，治宜凉药，未有不嗤其妄者。而阴暑之名乃相沿数百年，积非胜是，不可解也。）古法最详，医者鉴诸。（仲景谓自利不渴者属太阴，以其脏有寒故也。今湿重恶寒不发热，即为太阴证之寒湿也。如或肢冷脉细，必须姜附理中法四十五。）

璜按：此必其人平素气血俱亏，故初病而即见此等症也。气虚则恶寒，血虚则面黄，气血俱衰，故神倦四肢懒，脉沉弱而腹痛下利，乃湿寒之病也。此症四时俱有，非徒暑月为然。

二十七、湿热症，按法治之，诸证皆退，惟目瞑则惊悸梦惕，余邪内留，胆气未舒。宜酒浸郁李仁、姜汁炒枣仁、猪胆皮等味。（雄按：吴本无此条。）

滑可去著，郁李仁性最滑脱，古人治惊后肝系滞而不下，始终目不瞑者，用之以下肝系而去滞。此证借用，良由湿热之邪留于胆中。胆为清虚之府，

---

① 吴锡琮评：此注辨症最精。

藏而不泻，是以病去而内留之邪不去，寐则阳气行于阴，胆热内扰，肝魂不安，用郁李仁以泄邪，而以酒行之，酒气独归胆也。枣仁之酸，入肝安神，而以姜汁制，安神而又兼散邪也。（肝性喜凉散，枣仁、姜汁太温，似宜酌加凉品。雄按：此释甚是，如黄连、山栀、竹茹、桑叶，皆可佐也。）

瑱按：热病后心血略虚，余邪烦扰，以致脑筋不宁，故见目瞑则惊悸梦惕等症。拟方用生地润血，黄连、山栀以清余热，整块朱砂、白茯神、首乌藤以宁睡止悸而镇惊惕，足可取效。

二十八、湿热证，曾开泄下夺，恶候皆平，独神思不清，倦语不思食，溺数，唇齿干，胃气不输，肺气不布，元神大亏。宜人参、麦冬、石斛、木瓜、生甘草、生谷芽、鲜莲子等味[①]。（雄按：吴本无此条。汪按：百合似亦可用。）

开泄下夺，恶候皆平，正亦大伤，故见证多气虚之象，理合清补元气。若用腻滞阴药，去生便远。（雄按：此肺胃气液两虚之证，故宜清补，不但阴腻不可用，且与脾虚之宜于守补温运者亦异。杨云：分别极清。）

二十九、湿热证，四五日忽大汗出，手足冷，脉细如丝或绝，口渴、茎痛而起坐自如，神清语亮，乃汗出过多，卫外之阳暂亡，湿热之邪仍结，一时表里不通，脉故伏，非真阳外脱也[②]。宜五苓散二十一去术加滑石、酒炒川连、生地、芪皮等味。（雄按：吴本无川连、生地。）

此条脉证，全似亡阳之候，独于举动神气，得其真情。噫！此医之所以贵识见也。（以口渴、茎痛知其邪结，以神清语亮知非脱证。雄按：此条原注，全似评赞，章氏以为自注，究可疑也。至卫阳暂亡，必由误表所致。湿热仍结，阴液已伤，故以四苓加滑石导湿下行，川连、生地清火救阴，芪皮固其卫气，用法颇极周密。杨云：发明方意精当。汪按：此注当亦后人所附评语，且此证世所罕见，况亡阳脱证，起坐自如、神清语亮者亦不少。据以辨证，似不甚明确，惟口渴、茎痛为亡阳所无耳。）

瑱按：大汗伤其心液，故手足冷，脉细如丝。热邪仍结，故口渴、茎痛。元气犹得保持，故起坐自如，神清语亮。汗出过多，固见此症，而误服寒凉冰闭者，亦有此候。观王孟英治潘翼廷案，用六一散搅淡盐汤，澄去滓，调下紫雪丹，以解其冰闭之邪，是何等手法！

三十、湿热证，发痉神昏，独足冷阴缩，下体外受客寒，仍宜从湿热治，只

---

① 吴锡琮评：此善后之妙方。

② 吴锡琮评：此症若遇庸手，必误认为亡阳，以有口渴、茎痛，故知乃属热症也。倘误服姜、附，必死。

用辛温之品煎汤熏洗。(杨云:仍从湿热治是矣。辛温熏洗不愈,益其湿乎,不惟治下而遗上也。汪按:熏洗似无大碍,但未必有益。)

阴缩为厥阴之外候,合之足冷,全似虚寒。乃谛观本证,无一属虚,始知寒客下体,一时营气不达,不但证非虚寒,并非上热下寒之可拟也。仍从湿热治之,又何疑耶?(发痉神昏,邪犯肝心,若邪重内闭,厥阴将绝,必囊缩足冷而舌亦卷,是邪深垂死之证。本非虚寒,今云由外受客寒,临证更当详细审问为要。雄按:此条本文颇有语病,恐非生白手笔。)

璜按:发痉神昏、足冷阴缩,热病有神经性者每见此候,用樟茬剂必效,以樟茬能兴奋神经而渐达于生殖器也。樟茬用量,每次可服一厘七,白糖加水和服。原文不出方,兹特补之。此药向西药房买,中药铺不可用。

三十一、湿热证,初起壮热,口渴,脘闷懊侬,眼欲闭,时谵语,浊邪蒙敝上焦。宜涌泄,用枳壳、桔梗、淡豆豉、生山栀。无汗者,加葛根。

此与第九条宜参看,彼属余邪,法当轻散。(余邪不净者,自无壮热谵语等证,必与初起邪势重者形状不同。)此则浊邪蒙闭上焦,故懊侬脘闷。眼欲闭者,肺气不舒也。时谵语者,邪郁心包也。若投轻剂,病必不除。《经》曰:高者越之,用栀豉汤十一涌泄之剂,引胃脘之阳,而开心胸之表,邪从吐散。(若舌苔薄而清者,邪未胶结,可吐散。如舌苔厚而有根,浊邪瘀结,须重用辛开苦降。如吐之,邪结不得出,反使气逆而变他证矣。雄按:此释甚是。病在上焦,浊邪未结,故可越之。若已结在中焦,岂可引吐?不但湿热证吐法宜慎也,即痰饮证之宜于取吐者,亦有辨别要诀。赵恕轩《串雅》云:宜吐之证,必须看痰色。吐在壁上,须其痰干之后有光亮,如蜗牛之涎者。无论痰在何经,皆可吐也。若痰干之后,无光亮之色者,切忌用吐。彼验痰渍,此验舌苔,用吐者识之。又按:何报之云,子和治病,不论何证,皆以汗、吐、下三法取效,此有至理存焉。盖万病非热则寒,寒者气不运而滞,热者亦壅而不运,气不运则热郁痰生,血停食积,种种阻塞于中矣。人身气血贵通而不贵塞,非三法何由通乎?又去邪即所以补正,邪去则自复,但以平淡之饮食调之,不数日而精神勃发矣。故妇人不孕者,此法行后即孕,阴阳和畅也。男子阳道骤兴,非其明验乎?后人不明此理而不敢用,但以补温为稳,杀人如麻,可叹也!汪按:何说乃据倒仓法言之。)

璜按:以葛根、桔梗治湿热脘闷、眼闭、谵语未合,如欲透汗,芦根、滑石、杏仁、薄荷为稳。

三十二、湿热证,经水适来,壮热口渴,谵语神昏,胸腹痛,或舌无苔,脉滑数，邪陷营分。宜大剂犀角、紫草、茜根、贯众、连翘、鲜菖蒲、银花露等味[1]。（雄按：世人但知小柴胡汤一法，而不分伤寒温暑之病何也。淦按：茜根不若以丹皮、赤芍易之。）

热入血室，不独妇女，男子亦有之。不第凉血，并须解毒，然必重剂，乃可奏功。（仲景谓阳明病下血谵语者，此为热入血室，即指男子而言，故无经水适来之语。）

三十三、湿[2]热证，上下失血，或汗血，毒邪深入营分，走窜欲泄。宜大剂犀角、生地、赤芍、丹皮、连翘、紫草、茜根、银花等味。（雄按：以上四条吴本无之，丹皮虽凉血而气香走泄，能发汗，惟血热而瘀者宜之。又善动呕胃弱者，勿用。）

热逼而上下失血、汗血，势极危而犹不即坏者，以毒从血出，生机在是，大进凉血解毒之剂，以救阴而泄邪，邪解而血自止矣。血止后，须进参、芪善后乃得。（汪按：善后宜兼养血。）汗血，即张氏所谓肌衄也。《内经》谓"热淫于内，治以咸寒"，方中当增入咸寒之味。（此说未知何人所注，亦甚有理也。汪按：可知牡蛎并有止汗之功，不嫌其涩。此注乃后人所附，评语未羼入原注者，他条俱与原注并合，不可分析矣。雄按：此条本文但云热证，是感受暑热而不挟湿邪者也。暑热之气极易伤营，故有是证。章氏乃云：此篇所谓湿热即是暑也，然则此条不曰湿热而曰热者，又是何病耶？夫寒暑二气，《易经》即以往来对待言之矣，后之妄逞臆说者，真是冷热未知。辛甫云：辩得是。）

璜按：此毒热也，服清血方，血宜止，不止即危。余尝见热病大衄，一日而死。到今思之，犹无法制止也。医道诚难矣哉！

三十四、湿热证，七八日口不渴，声不出，与饮食亦不却，（雄按：吴本有"二便自通"句。）默默不语，神识昏迷，进辛香凉泄、芳香逐秽，俱不效。此邪入（雄按：吴本下有"手"字。）厥阴，主客浑受，宜仿吴又可三甲散一百一、醉地鳖虫、醋炒鳖甲、土炒穿山甲、生僵蚕、（雄按：吴本无此味。）柴胡、桃仁泥等味。

暑湿先伤阳分，然病久不解，必及于阴阳两困。气钝血滞，而暑湿不得外泄，（雄按：据章氏以此为薛氏自注，然叠以暑湿二气并言，以解湿热病证，若谓暑中原有湿，则暑下之湿又为何物乎？一笑。余恐后学迷惑，故不觉其

---

① 吴锡琮评：此方清营解热、开窍提神，具见灵妙。

② 湿：原缺，据上下文补。

饶舌也。)遂深入厥阴,络脉凝瘀,使一阳(少阳生气也。)不能萌动,生气有降无升。心主阻遏,灵气不通,所以神不清而昏迷默默也。破滞通瘀,斯络脉通而邪得解矣。

海昌许益斋云:此条即伤寒门百合病之类,赵以德、张路玉、陶厚堂以为心病,徐忠可以为肺病。本论又出厥阴,治法良以百脉一宗,悉致其病。元气不布,邪气淹留,乃祖仲景法,用异类灵动之物。鳖甲入厥阴,用柴胡引之,俾阴中之邪尽达于表。蟅虫入血,用桃仁引之,俾血分之邪尽泄于下。山甲入络,用僵蚕引之,俾络中之邪亦从风化而散。缘病久气钝血滞,非拘拘于恒法所能愈也。(汪按:此有神昏一证,可知其非百合病矣,故与百合病异治。百合病究宜治肺为是。)

璜按:湿热证误治,变为此候者颇多。叶氏以为湿邪蒙蔽,故神呆,用温运开湿之法。此节主行瘀通络,以治神识昏迷,乃为病久血浑乱者而设,不知与饮食不却,则神机犹在若明若昧之间,不必湿邪,虚症亦有之。余曾遇此症,诊其脉甚虚,舌淡红而无苔,投以养营汤而愈,乃知治病未可拘执一法也。西洋医每讥中国医学无定论。噫!惟无定论,乃所以为中国之医学。

三十五、湿热证,口渴,苔黄起刺,脉弦缓,囊缩舌硬,谵语昏不知人,两手搐搦,津枯邪滞,宜鲜生地、芦根、生首乌、鲜稻根等味。若脉有力,大便不通,大黄亦可加入。(雄按:吴本无此条。汪按:首乌味涩,似未妥。)

胃津劫夺,热邪内据,非润下以泄邪,则不能达。故仿承气之例,以甘凉易苦寒,正恐胃气受伤、胃津不复也。

璜按:昏谵搐搦,津枯黄刺,痉厥大端毕具,加以囊缩舌硬,已成十不救一之症。仅用生地、首乌、芦稻根,药力轻微,何济于事?此证须以《温病条辨》护胃承气汤和安宫牛黄丸或紫雪丹服之,为死里求生之计,十中可救一二。

三十六、湿热证,发痉撮空,神昏笑妄,舌苔干黄起刺或转黑色,大便不通者,热邪闭结胃腑,宜用承气汤下之。(雄按:此下十一条,从吴本补入。)

撮空一证,昔贤谓非大实即大虚。虚则神明涣散,将有脱绝之虞;实则神明被逼,故多缭乱之象。今舌苔黄刺干涩,大便闭而不通,其为热邪内结、阳明腑热显然矣。徒事清热泄邪,止能散络中流走之热,不能除胃中蕴结之邪,故假承气以通地道。然舌不干黄起刺者,不可投也。(雄按:第二十八条有曾开泄下夺之文,则湿热病原有可下之证,惟湿未化燥、腑实未结者,不可下耳,下之则利不止。如已燥结,亟宜下夺,否则垢浊熏蒸,神明蔽塞,腐肠烁液，莫可挽回，较彼伤寒之下不嫌迟，去死更速也。杨云：通透之论。）

承气用硝黄，所以逐阳明之燥火实热，原非湿热内滞者所宜用。然胃中津液为热所耗，甚至撮空缭乱，舌苔干黄起刺，此时胃热极盛，胃津告竭，湿火转成燥火，故用承气以攻下。[1] 承气者，所以承接未亡之阴气于一线也。湿温病至此，亦危矣哉。（汪按：治温热与伤寒异，而温热坏证多与伤寒同。）

雄按：董废翁有云，外感之邪，既不得从元腑透达，则必向里而走空隙。而十二脏腑之中，惟胃为水谷之海，其上有口，其下有口，最虚而善受，故诸邪皆能入之。邪入则胃实矣，胃实则津液干矣，津液干则死矣。杨乘六云：此言道尽感证致死根由，彼肆用风燥之剂劫液，夭人生命者，正坐不知此义耳。余谓凡治感证，须先审其胃汁之盛衰，如邪渐化热，即当濡润胃腑，俾得流通，则热有出路，液自不伤，斯为善治。若恃承气汤为焦头烂额之客，讵非曲突徙薪之不早耶？（杨云：陈修园自谓读《伤寒论》数十年，然后悟出"存津液"三字，而其用药仍偏辛燥，不知其所悟者何在？得孟英反复申明，迷者庶可大悟乎。汪按：此条语语破的，杨评亦妙，存津液固为治温暑诸证之要务，然非专恃承气汤急下存津一法也。）

璜按：发痉撮空，神昏笑妄，舌苔干黄起刺。此内肾水亏，已失功用，尿毒不能外泄，混入血内，宜用滋肾之药，以利小便。倘大便坚结，速下之，以泄其毒。西人有此症，有一最便最妥之法，以冷水浴身，或以布渍冷水掩腹上，五分钟换一次，并屡饮沸过之冷水，即能减病。盖以冷水能助红血轮中之养气，以焚血内热毒故也。方出《肘后》，而我国医学不能取用，惜哉！

三十七、湿热证，壮热口渴，自汗，身重，胸痞[2]，脉洪大而长者，此太阴之湿与阳明之热相合，宜白虎加苍术汤一百一。

热渴自汗，阳明之热也。胸痞身重，太阴之湿兼见矣。脉洪大而长，知湿热滞于阳明之经。故用苍术白虎汤以清热散湿，然乃热多湿少之候。（雄按：徐氏云暑不挟湿，苍术禁用。）

白虎汤七，仲景用以清阳明无形之燥热也。胃汁枯涸者，加人参以生津，名曰白虎加人参汤八。（雄按：余于血虚加生地，精虚加枸杞，有痰者加半夏，用之无不神效。）身中素有痹气者，加桂枝以通络，名曰桂枝白虎汤八十九，而其实意在清胃热也。是以后人治暑热伤气、身热而渴者，亦白虎加人参汤。热渴汗泄、肢节烦疼者，亦用白虎加桂枝汤。胸痞、身重兼见，则于白

---

① 吴锡琮评：汗出过多，胃燥变痉，承气汤即起死之神方，须放胆用之。

② 吴锡琮评：挟痰热者亦能胸痞，脉若洪滑，须兼豁痰。

虎汤中加入苍术，以理太阴之湿。寒热往来兼集，则于白虎汤中加入柴胡，以散半表半里之邪。（雄按：余治暑邪炽盛、热渴汗泄而痞满气滞者，以白虎加厚朴极效。）凡此皆热盛阳明，他证兼见，故用白虎清热，而后各随证以加减。（杨云：此论极圆活，可悟古方加减之法。）苟非热渴汗泄、脉洪大者，白虎便不可投，辨证察脉，最宜详审也。（雄按：热渴、汗泄而脉虚者，宜甘药以养肺胃之津。汪按：若大汗脉虚，身凉不热，口润不渴，则为亡阳脱证，非参、附回阳，不能挽救。洄溪《医论》谓阳未亡则以凉药止汗，阳已亡则以热药止汗。此中转变，介在几微，辨之精且详矣，学者宜究心焉。）

璜按：白虎汤用处尽多，随症加减，皆能取效。此注辨别精详，俱有精义。痞满加厚朴，血虚加生地，精虚加枸杞，有痰加半夏，尤为细针密缕。推之下利发热舌黄，可合白头翁汤；伏气营阴亏损，舌绛热渴，可合犀角地黄汤；大汗脉虚，不热不渴，可合生脉饮。倘大汗、小便短而热，舌苔黄绛，可加生地、元参，虽厥冷亦不禁用。西洋医谓石膏无功用，不宜入药，未免太过。

三十八、湿热证，湿热伤气，四肢困倦，精神减少，身热气高，心烦溺黄，口渴自汗，脉虚者，东垣用清暑益气汤一百三主治。

同一热渴自汗，而脉虚神倦，便是中气受伤，而非阳明郁热。清暑益气汤乃东垣所制，方中药味颇多，学者当于临证时斟酌去取可也。

王士雄曰：此脉此证，自宜清暑益气以为治。但东垣之方虽有清暑之名，而无清暑之实。观江南仲治孙子华之案、程杏轩治汪木工之案可知，故临证时须斟酌去取可也。（汪按：清暑益气汤，洄溪讥其用药杂乱固当，此云无清暑之实尤确。）余每治此等证，辄用西洋参、石斛、麦冬、黄连、竹叶、荷梗、知母、甘草、粳米、西瓜翠衣等，以清暑热而益元气，无不应手取效也。（汪按：此方较东垣之方为妥，然黄连尚宜酌用。）

璜按：东垣清暑益气汤药味太杂，殊不成方，且多滞邪枯液之品，精于医者自能识之。余临症三十年未尝一用，王氏方较为佳妙。

三十九、暑月热，伤元气，气短倦怠，口渴多汗，肺虚而咳者，宜人参、麦冬、五味子等味[①]。（汪按：徐洄溪谓麦冬五味，咳证大忌，惟不咳者可用是也。）

此即《千金》生脉散也，与第十八条同一肺病，而气粗与气短有分，则肺实与肺虚各异。实则泻而虚则补，一定之理也。然方名生脉，则热伤气之脉虚欲绝可知矣。（汪按：脉虚为的验，若弦数者，岂可轻试乎！）

---

① 吴锡琮评：热邪未清，此方尚须慎用。

王士雄曰：徐洄溪云此伤暑之后，存其津液之方也。观方下治证，无一字治暑邪者，庸医以之治暑病，误之甚矣！其命名之意，即于复脉汤内取用参、麦二味，因止汗，故加五味子。近人不论何病，每用此方，收住邪气，杀人无算。用此方者，须详审其邪之有无，不可徇俗而视为治暑之剂也。

四十、暑月乘凉饮冷，阳气为阴寒所遏，皮肤蒸热，凛凛畏寒，头痛头重，自汗烦渴，或腹痛吐泻者，宜香薷、厚朴、扁豆等味。（汪按：香薷惟暑月受凉无汗者宜之，有汗者宜慎用。）

此由避暑而感受寒湿之邪，虽病于暑月，而实非暑病。昔人不曰暑月伤寒湿而曰阴暑，以至后人淆惑，贻误匪轻，今特正之。其用香薷之辛温，以散阴邪而发越阳气。厚朴之苦温，除湿邪而通行滞气。扁豆甘淡，行水和中。倘无恶寒头痛之表证，即无取香薷之辛香走窜矣[①]。无腹痛吐利之里证，亦无取厚朴、扁豆之疏滞和中矣。故热渴甚者，加黄连以清暑，名四味香薷饮。减去扁豆，名黄连香薷饮。湿盛于里，腹膨泄泻者，去黄连，加茯苓、甘草，名五物香薷饮。若中虚气怯汗出多者，加入参、芪、白术、橘皮、木瓜，名十味香薷饮。然香薷之用，总为寒湿外袭而设，[②]（杨云：古人亦云夏月之用香薷，犹冬月之用麻黄。）不可用以治不挟寒湿之暑热也。（略参拙意。汪按：十味香薷饮，用药亦太杂。）

四十一、湿热内滞太阴，郁久而为滞下，其证胸痞腹痛，下坠窘迫，脓血稠黏，里结后重，脉软数者，宜厚朴、黄芩、神曲、广皮、木香、槟榔、柴胡、煨葛根、银花炭、荆芥炭等味[③]。（汪按：柴、葛终嫌不妥。凡病身热脉数，是其常也，惟痢疾身热脉数，其证必重。）

古之所谓滞下，即今所谓痢疾也。[④] 由湿热之邪，内伏太阴，阻遏气机，以致太阴失健运，少阳失疏达，热郁湿蒸，传导失其常度，蒸为败浊脓血，下至肛门，故后重。气壅不化，仍数至圊而不能便。伤气则下白，伤血则下赤，气血并伤，赤白兼下。湿热盛极，痢成五色。（汪按：昔人有谓红痢属热、白痢属寒者，谬说也。痢疾大抵皆有暑热，其由于寒者，千不得一。惟红属血，白属气，则为定论。）故用厚朴除湿而行滞气，槟榔下逆而破结气，黄芩清庚

---

① 吴锡琮评：非暑病，何以用香薷？

② 吴锡琮评：香薷饮，治伤于暑湿而表实者之正方。

③ 吴锡琮评：亦治痢之套方。

④ 吴锡琮评：痢疾多由暑邪郁伏于肝肺，故粪下赤白者极多。挟饮食伤者，通用肝肺，佐以消食之品。五色痢，著热尤酷，故古人取用凤尾草汁、米、姜、葱白之属，不为无见。本书未见及此，兹特揭出。

金之热，木香、神曲疏中气之滞，葛根升下陷之胃气，柴胡升土中之木气，（汪按：蛮升，无益而有害。）热侵血分而便血，以银花、荆芥入营清热。（汪按：地榆炭、丹皮炭亦可用。）若热盛于里，当用黄连以清热。大实而痛，宜增大黄而逐邪。昔张洁古制芍药汤以治血痢方，用归、芍、芩、连、大黄、木香、槟榔、桂心、甘草等味。而以芍药名汤者，盖谓下血必调藏血之脏，故用之为君，不特欲其土中泻木，抑亦赖以敛肝和阴也。然芍药味酸性敛，终非湿热内蕴者所宜服。（汪按：芍药、甘草乃治痢疾腹痛之圣剂，与湿热毫无所碍，不必疑虑。）倘遇痢久中虚，而宜用芍药、甘草之化土者，恐难任芩、连、大黄之苦寒，木香、槟榔之破气。若其下痢初作、湿热正盛者，白芍酸敛滞邪，断不可投。（汪按：初起用之亦无碍，并不滞邪，已屡试矣。）此虽昔人已试之成方，不敢引为后学之楷式[①]也。

王士雄曰：呕恶者，忌木香，（汪按：后重，非木香不能除，则用木香佐以止呕之品可也。）无表者，忌柴葛。（汪按：即有表证，亦宜慎用。）盖胃以下行为顺，滞下者，垢浊欲下而气滞也，杂以升药，浊气反上冲而为呕恶矣。（汪按：升清降浊则可，今反升浊，岂不大谬？）至洁古芍药汤之桂心，极宜审用。苟热邪内盛者，虽有芩、连、大黄之监制，亦恐其有跋扈之患也。若芍药之酸，不过苦中兼有酸味，考《本经》原主除血痹，破坚积、寒热疝瘕，为敛肝气、破血中气结之药，仲圣于腹中满痛之证多用之。故太阴病脉弱，其人续自便利，设当行大黄、芍药者宜减之，以胃气弱易动故也。盖大黄开阳结，芍药开阴结，自便利者宜减，则欲下而窒滞不行之痢，正宜用矣。（杨云：是极。芍药汤治湿热下利，屡有奇效，其功全在芍药，但桂心亦须除去为妥。汪按：白芍开结，佐以甘草和中，必不有碍胃气，乃治痢必用之品，不但治血痢也。况白芍之酸，嗽证尚且不忌，则治痢用之，有何顾忌乎？）

四十二、痢久伤阳，脉虚滑脱者，真人养脏汤一百六加甘草、当归、白芍[②]。

脾阳虚者，当补而兼温。然方中用木香，必其腹痛未止，故兼疏滞气。用归、芍，必其阴分亏残，故兼和营阴。（汪按：果系虚寒滑脱，固宜温涩。今既云阴分亏残，岂可妄投温燥，以速其死乎。）但痢虽脾疾，久必传肾，以肾为胃关，司下焦而开窍于二阴也。（汪按：阴所伤者，肾阴而非肾阳也，蛮助肾阳何益？）况火为土母，欲温土中之阳，必补命门之火。若虚寒甚而滑脱者，

① 楷式：法则、典范。

② 吴锡琮评：此病绝少，此等药，余生平从未一试。

当加附子以补阳，不得杂入阴药矣。（汪按：虚寒滑脱，诚宜参、附、粟壳，然忘却此篇本专论湿热病矣。）

王士雄曰：观此条似非一瓢[①]手笔，而注则断非本人自注。（汪按：当亦后人所附评语。）叶香岩云：夏月炎热，其气俱浮于外，故为蕃秀之月。过食寒冷，郁其暑热，不得外达，（汪按：亦有不食寒冷而患痢者。）食物厚味为内伏之火，煅炼成积，伤于血分则为红，伤于气分则为白。气滞不行，火气逼近于肛门则为后重，滞于大肠则为腹痛，故仲景用下药通之，河间、丹溪用调血和气而愈。此时令不得发越，至秋收敛于内而为痢也。（汪按：亦有夏月即痢者。）此理甚明，何得误认为寒而用温热之药？余历证四十余年，治痢惟以疏理推荡清火，而愈者不计其数。观其服热药而死者甚多。（汪按：余生平治痢，必宗叶氏之论，惟曾误服温涩者，每多不救。其余无不愈者。）同志之士，慎勿为景岳之书所误以杀人也！[②]（汪按：可谓苦口婆心，无如世之宗景岳者，必不肯信从也。）聂久吾云：痢疾投补太早，锢塞邪热在内，久而正气已虚，邪气犹盛，欲补而涩之则助邪，欲清而攻之则愈滑，多致不救。（汪按：幸而不死，亦必成休息痢，终身不瘥。）徐洄溪云：夏秋之间，总由湿热积滞，与伤寒三阴之利不同。（汪按：学者切记！）后人竟用温补，杀人无算，触目伤怀。尤拙吾云：痢与泄泻，其病不同，其治亦异。泄泻多由寒湿，寒则宜温，湿则宜燥也。痢多成于湿热，热则宜清，湿则宜痢也。虽泄泻有热证，毕竟寒多于热，痢病亦有寒证，毕竟热多于寒。是以泄泻经久，必伤于阳，而肿胀喘满之变生。痢病经久，必损于阴，而虚烦痿发之疾起。痢病兜涩太早，湿热流注，多成痛痹；泄泻疏利过当，中虚不复，多作脾劳。此余所亲历，非臆说也。

或问热则清而寒则温是矣，均是湿也，或从利，或从燥，何欤？曰：寒湿者，寒从湿生，故宜苦温燥其中。湿热者，湿从热化，故宜甘淡（滑石之类。汪按：茯苓、通草亦是。）利其下。盖燥性多热，利药多寒，便利则热亦自去，中温则寒与俱消。寒湿必本中虚，不可更行清利；湿热郁多成毒，不宜益以温燥也。合诸论而观之，可见痢久伤阳之证，乃绝无仅有者。然其真人养脏汤须慎重而审用矣，犹谓其杂用阴药，岂未闻下多亡阴之语乎？须知阳脱者，亦由阴先亡而阳无依，如盏中之油干则火灭也。（汪按：辨得明畅，庶免

① 一瓢：清代医家薛雪，号一瓢。

② 吴锡琮评：痢疾由大肠热肿，忌滞、忌温、忌补、忌涩，用景岳法则缠绵难愈，或热炽而成噤口，戒之！

误人。）

四十三、痢久伤阴，虚坐努责者，宜用熟地炭、炒当归、炒白芍、炙甘草、广皮之属。

里结欲便，坐久而乃不得便者，谓之虚坐努责。凡里结属火居多，火性传送至速，郁于大肠，窘迫欲便，而便仍不舒。故痢疾门中每用黄芩清火，甚者用大黄逐热。若痢久血虚，血不足则生热，亦急迫欲便，但久坐而不得便耳。此热由血虚而生，故治以补血为主[①]。里结与后重不同，里结者急迫欲便，后重者肛门重坠。里结有虚实之分，实为火邪有余，虚为营阴不足。后重有虚实之异，实为邪实下壅，虚由气虚下陷。是以治里结者，有清热养阴之异。治后重者，有行气升补之殊。虚实之辨，不可不明。（汪按：辨析精细允当，言言金玉。）

王士雄曰：审属痢久而气虚下陷者，始可参用升补。若初痢不挟风邪、久痢不因气陷者，升、柴不可轻用。故喻氏逆流挽舟之说，尧封斥为伪法也。

四十四、暑湿内袭，腹痛吐利，胸痞脉缓者，湿浊内阻太阴，宜缩脾饮一百。

此暑湿浊邪伤太阴之气，以致土用不宣，太阴告困。故以芳香涤秽、辛燥化湿为制也。

王士雄曰：虽曰暑湿内袭，其实乃暑微湿盛之证，故用药如此。（汪按：此有脉缓可征，故宜用温药。）

四十五、暑月饮冷过多，寒湿内留，水谷不分，上吐下泻，肢冷脉伏者，宜大顺散六十。

暑月过于贪凉，寒湿外袭者，有香薷饮；寒湿内侵者，有大顺散。夫吐泻，肢冷脉伏[②]，是脾胃之阳为寒湿所蒙，不得升越。故宜温热之剂调脾胃，利气散寒，然广皮、茯苓似不可少。此即仲景治阴邪内侵之霍乱，而用理中汤之旨乎？（略参拙意。）

王士雄曰：此条明言暑月饮冷过多，寒湿内留，水谷不分之吐利，宜大顺散治之。是治暑月之寒湿病，非治暑也，读者不可草率致误。若肢冷脉伏，而有苔黄、烦渴、溲赤、便秘之兼证，即为暑热致病，误投此剂，祸不旋踵。（汪按：洄溪论大顺散语，见第五卷本方下。）

---

① 吴锡琮评：由血虚而不得便者，苁蓉、菟丝子亦可加入。

② 吴锡琮评：肢冷脉伏，有热深厥亦深者，切须细辨。稍一误投，则变生顷刻，为医者不可不参透此关。

四十六、肠痛下痢，胸痞烦躁，口渴，脉数大，按之豁然空者，宜冷香饮子一百七。

此不特湿邪伤脾，抑且寒邪伤肾，烦躁热渴，极似阳邪为病。惟数大之脉，按之豁然而空，知其燥渴极证，为虚阳外越，而非热邪内扰。故以此方冷服，俾下咽之后，冷气既消，热性乃发，庶药气与病气无扞格之虞也。

王士雄曰：此证亦当详审，如果虚阳外越，则其渴也必不嗜饮，其舌色必淡白或红润，而无干黄黑燥之苔。其便溺必溏白，而非秽赤。苟不细察，贻误必多。《医师秘籍》仅载前三十五条，江白仙本与《温热赘言》于三十五条止采二十条，而多后之十一条，且编次互异，无从订正。偶于友人顾听泉学博处见钞本《湿热条辨》云：曩得于吴人陈秋垞赞府者，虽别无发明，而四十六条全列，殆原稿次序固如是耶。今从之，俾学者得窥全豹焉。

又按[①]：喻氏云湿温一证，即藏疫疠在内，一人受之则为湿温，一方受之则为疫疠。（杨云：以下论治疫之法，纲领已俱，学者于此究心焉，庶免多歧之惑。）余谓此即仲圣所云清浊互中之邪也。石顽亦云时疫之邪，皆从湿土郁蒸而发。土为受盛之区，平时污秽之物无所不容，适当邪气蒸腾，不异瘴雾之毒，或发于山川原陆，或发于河井沟渠，人触之者，皆从口鼻流入膜原。而至阳明之经，脉必右盛于左。盖湿土之邪，以类相从而犯于胃，所以右手脉盛也。阳明居太阳之里、少阳之外，为三阳经之中道，故初感一二日间，邪犯膜原，但觉背微恶寒、头额晕胀、胸膈痞满、手指酸麻，此为时疫之报使然[②]，与伤寒一感，便发热头痛不同。至三日以后，邪乘表虚而外发，则有昏热头汗，或咽肿发斑之患。邪乘里虚而内陷，或挟饮食，则有呕逆痞满、嘈杂失血、自利吐蛔之患。若其人平素津枯，兼有停滞，则有谵语、发狂言、舌苔黄黑、大便不通之患。平素阴亏，则有头面赤热、足膝逆冷，（雄按：此二端亦有不属阴虚，而胃中浊气上熏，肺为热壅，无以清肃下行而使然者。）至夜发热之患。

若喘哕、冷汗、烦扰、瘛疭等证，皆因误治所致也。盖伤寒之邪，自表传里，湿热之邪，自里达表。（雄按：此谓伏气发为湿热也，若外感风温暑热，皆上焦先受。）疫疠之邪[③]自阳明中道，随表里虚实而发，不循经络传次也，以邪既伏中道，不能一发便尽。（雄按：夏之湿温，秋之伏暑，病机皆如此，治法有

① 吴锡琮评：此篇于疫邪、时感、伏气各病，阐发透亮，字字精实。

② 然：原缺。

③ 吴锡琮评：此等症多发于夏秋，病情错杂，治法尽多。误用风药，死者接踵。

区别。)故有得汗热除,二三日复热如前者;有得下里和,二三日复见表热者;有表和复见里证者。总由邪气内伏,故屡夺屡发,不可归咎于调理失宜,复伤风寒饮食也。(汪按:此真阅历之言。)

外解无如香豉、葱白、连翘、薄荷之属,内清无如滑石、芩、连、山栀、人中黄之属,下夺无如硝、黄之属。如见发热自利,则宜葛根、芩、连;(雄按:葛根宜慎用,余易以滑石、银花较妥。汪按:宜用绿豆。)胸膈痞满,则宜枳、桔、香附;(雄按:桔梗太升,须少用。香附太燥,宜酌用。余则以厚朴主湿满,石菖蒲主痰痞,贝母主郁结,皆妙。汪按:用制香附无碍。)呕吐呃逆,则宜藿香、芩、连;(雄按:热炽者,以竹茹、枇杷叶易藿香。)衄血下血,则宜犀角、丹皮;发斑咽痛,则宜犀角、牛蒡;(亚枝云:发斑咽烂者,宜用锡类散一百十吹之。)烦渴多汗,则宜知母、石膏。愈后食复劳复,则宜枳实、栀、豉,(汪按:宜加竹茹。)随证加葳蕤、茯苓、丹皮、芍药之类,(汪按:葳蕤宜慎用。)皆为合剂。而香豉、人中黄又为时疫之专药,以其总解温热、时行外内热毒也。(顾雁庭云:喻氏治疫以解毒为主,即又可之专用大黄。叶氏之银花、金汁同用,皆此意也。雄按:松峰之青篙、绿豆,亦犹是耳。)当知其证虽有内外之殊,一皆火毒为患,绝无辛温发散之例[①]。

每见穷乡僻壤无医药之处,热极,恣饮凉水,多有浃然汗出而解者,(汪按:昔人亦有多饮杀人之戒,须知。又见乡人有捣鲜车前草汁饮之者,甚妙。)此非宜寒凉不宜辛热之明验乎?(顾雁庭云:脉证不必大凉而服大凉之药,似有害而终无害者,疫也。脉证可进温补而投温补之剂,始似安而渐不安者,疫也。雄按:疫证皆属热毒,不过有微甚之分耳。间有服温补而生者,必本非疫证,偶病于疫疠盛行之际,遂亦误指为疫也。或热邪不重,过服寒凉,宜亦温补回春,然非疫疠正治之法,学者辨之。汪按:温补得生者,乃暑月乘凉饮冷,中于寒湿之病,与中于热毒之病大相径庭。故云本非疫证,读者不以害辞意可也。)故一切风燥辛热,皆不可犯。每见粗工用羌、独、柴、前、苍、芷、芎、防之类,引火上逆、亢热弥甚者,以风燥之药性皆上升横散,如炉冶得鼓铸之力也。用朴、半、槟榔、青皮、木香等耗气之药,胸膈愈加痞满者,(汪按:庸手见此,必指为虚。)揠苗助长之道也。(雄按:又可达原饮,必湿盛热微者可用,未可执为定法。)有下证已具,而迟疑不敢攻下,屡用芩、连不应者,此与扬汤止沸不殊也。

至于发狂谵语、舌苔焦黑而大便自利、证实脉虚、不可攻者,(雄按:清热

① 吴锡琮评:误用辛温,则热炽,或至变痉。

救阴,间亦可愈。)及烦热痞闷,冷汗喘乏,四肢逆冷,六脉虚微不受补者,皆难图治也。时疫变证多端,未能一一曲尽,聊陈大略如此。(雄按:小儿痘证,多挟疫疠之气而发。伍氏谓疫毒藏于脾经,正与此论合,故费氏专讲痘疫,以救非常痘证之偏,厥功伟矣!后人不察,訾其偏任寒凉,盖未知痘之同于疫也。审其为疫,必宗其法,又可曾亦论及,近惟王清任知之。余谓麻疹亦有因疫疠之气而发者,故治法亦与温热相埒也。习幼科者,于温热暑疫诸证,因其可不细心讨究耶?汪按:治痘专任寒凉,究非正轨,痘证本与斑疹不同也。此谓费氏之法,特以救非常之痘,则知寻常之痘,未可概施。若奉费氏为治痘定法,而置温托诸法于不用,是又大误矣。即如温热病固大忌温补,而病情万变,至其坏证却与伤寒坏证无异,有必须温补挽救者,亦不可执一也。然岂可奉温补为治温热病之定法乎?)

中西温热串解卷八

闽同安吴锡璜加注
弟珣甫　吴锡琮加评
男道卿树仁　植卿树萱同校字

余师愚《疫病篇》评注

论疫与伤寒似同而异

疫证初起，有似伤寒太阳、阳明证者，然太阳、阳明头痛不至如破，而疫则头痛如劈，沉不能举。伤寒无汗，而疫则下身无汗、上身有汗，惟头汗更盛[①]。头为诸阳之首，火性炎上，毒火盘踞于内，五液受其煎熬，热气上腾，如笼上熏蒸之露，故头汗独多。此又痛虽同而汗独异也。有似少阳而呕者，有似太阴自利者。少阳之呕，胁必痛；疫证之呕，胁不痛。因内有伏毒邪火干胃，毒气上冲，频频而作。太阴自利腹必满，疫证自利腹不满。大肠为传送之官，热注大肠，有下恶垢者，有旁流清水者，有日及数十度者。此又证异而病同也。

论癍疹

余每论热疫不是伤寒，伤寒不发癍疹，或曰热疫不是伤寒固已。至云伤寒不发斑疹，古人何以谓伤寒热未入胃，下之太早，热乘虚入胃，故发斑；热已入胃，不即下之，热不得泄亦发斑。斯何谓欤？曰：古人以温热皆统于伤

① 吴锡琮评：伤寒亦有但头汗出剂颈而还之症，未可云此概属疫症也。

寒。故《内经》云:热病者,伤寒之类也。《难经》分别五种之伤寒,《伤寒论》辨别五种之治法。既云热入胃,纵非温热,亦是寒邪化热,故可用白虎、三黄、化斑、解毒等汤以凉解也。今人不悟此理,而因以自误误人。至论大者为癍,小者为疹,赤者胃热极,五死一生;紫黑者胃烂,九死一生。余断生死则又不在斑之大小紫黑,总以其形之松浮紧束为凭耳。如斑一出,松活浮于皮面,红如朱点纸,黑如墨涂肤,此毒之松活外见者,虽紫黑成片,可生。一出虽小如粟,紧束有根,如履透针,如发矢贯的,此毒之有根锢结者,纵不紫黑亦死。苟能细心审量,神明于松浮紧束之间,决生死于临证之顷,始信余言之不谬也。

论治疫

仲景之书原有十六卷,今世只传十卷,岂疫疹一门亦在遗亡之数欤?以致后世立说纷纷。至河间清热解毒之论出,有高人之见,异人之识,其旨既微,其意甚远。后人未广其说,而反以为偏。《冯氏锦囊》亦云:斑疹不可发表,此所谓大中至正之论,惜未畅明其旨,后人何所适从。又可辨疫甚析,如头痛、发热、恶寒,不可认为伤寒表症,强发其汗,徒伤表气。热不退,又不可下,徒伤胃气,斯语已得其奥妙。奈何以疫气从口鼻而入,不传于胃而传于膜原,此论似有语病。至用达原饮、三消、诸承气,犹有附会表里之意。惟熊恁昭《热疫志验》首用败毒散一百八,去其爪牙,继用桔梗汤五十二,同为舟楫之剂。治胸膈手六经邪热,以手足少阳俱下膈络,胸中三焦之气为火,同相火游行一身之表。膈与六经,乃至高之分,此药浮载亦至高之剂,施于无形之中,随高下而退胸膈及六经之热,确系妙方。(汪按:败毒散似未尽妥,究宜慎用。)余今采用其法,减去硝黄,以热疫乃无形之毒,难以当其猛烈。重用石膏,直入肺胃,先捣其窝巢之害,而十二经之患,自易平矣。无不屡试屡验,明者察之。

璜按:误汗非长热不退,即神昏谵妄。误下多有热内陷而变痢,甚者痢下血水,热炽妄言,以致迁延难愈,终成败症。慎之慎之。

论治疹

疹出于胃,古人言热未入胃而下之,热乘虚入胃,故发癍;热已入胃,不即下之,热不得泄亦发癍。此指寒邪化热,误下失下而言。若疫疹未经表下有热，不一日而即发者，故余谓热疫有癍疹，伤寒无癍疹也。热疫之癍疹，发之愈迟，其毒愈重。一病即发，以其胃本不虚，偶染疫邪，不能入胃，独之墙垣高大，门户紧密，虽有小人，无从而入。此又可所谓达于膜原者也。有迟至四五日而仍不透者，非胃虚受毒已深，即发表攻里过当。胃为十二经之海，上下十二经，都朝宗于胃。胃能敷布十二经，荣养百骸，毫发之间，靡所不贯。毒既入胃，势必敷布于十二经，戕害百骸，使不有以杀其炎炎之势。则百骸受其煎熬，不危何待。疫既曰毒，其为火也明矣。火之为病，其害甚大，土遇之而焦，金遇之而镕，木遇之而焚，水不能胜则涸。故《易》曰：燥万物者莫熯乎火。古人所谓"元气之贼也"，以是知火者疹之根，疹者火之苗也。如欲其苗之外透，非滋润其根，何能畅茂。一经表散，燔灼火焰，如火得风，其焰不愈炽乎？焰愈炽，苗愈遏矣。[①] 疹之因表而死者，比比然也。其有表而不死者，乃麻疹、风疹之类。有谓疹可治而癍难治者，殆指疫疹为癍耳。夫疫疹亦何难治哉！但人不知用此法也。

论疫疹之脉不能表下

疫疹之脉，未有不数者，有浮大而数者，有沉细而数者，有不浮不沉而数者，有按之若隐若见者，此《灵枢》所谓阳毒伏匿之象也。[②] 诊其脉，即知其病之吉凶。浮大而数者，其毒发扬，一经凉散，病自霍然；沉细而数者，其毒已深。大剂清热，犹可扑灭。至于若隐若现，或全伏者，其毒重矣，其证险矣。此脉得于初起者间有，得于七八日者颇多。何也？医者初认为寒，重用发表，先伤其阳，表而不散，继之以下，又伤其阴。殊不知伤寒五六日不解，法在当下，犹不审其脉之有力者宜之。[③] 疫热乃无形之毒，病形虽似大热，而脉象细数无力，所谓壮火食气也。若以无形之火热，而当硝黄之猛烈，热毒焉有不乘虚而深入耶？怯弱之人，不为阳脱，即为阴脱。气血稍能驾驭者，亦必脉转沉伏，变证蜂起，或四肢逆冷，或神昏谵语，或郁冒直视，或遗溺旁流，甚至舌卷囊缩，循衣摸床，种种恶候，颇类伤寒。医者不悟，引邪入内，阳极似阴，而曰变成阴证，妄投参桂，死如服毒。遍身青紫，口鼻流血，如未服热药者，即用大剂清瘟败毒散一百九重加石膏，或可挽回。余因历救多人，故

---

① 吴锡琮评：温热得升散而热愈炽，即同此义。

② 吴锡琮评：脉通于心，主血热伤血，致阻脉道，故或伏匿或沉细耳。

③ 吴锡琮评：治热病者，有时宜舍脉从症，此类是也。

表而出之。

璜按：误下热邪内陷，于种种恶候之外，尚有下利血水者，多成危症。此节所云变症蜂起者，与病久热深诸危象，大略相同。不因误下，固有是证。而因误下变成是症者，益属危机。病至此，内肾脑髓，均被牵累而及，用大清大解，似宜兼理神经商之。

论诊形治法

松浮洒于皮面，或红或赤，或紫或黑，此毒之外见者，虽有恶证不足虑也。若紧束有根，如从皮里钻出，其色青紫，宛如浮萍之背，多见于胸背。此胃热将烂之候，即宜大清胃热兼凉其血，以清瘟败毒饮一百九加紫草、红花、桃仁、归尾。务使松活色淡，方可挽回。稍存疑虑，即不能救。

论疹色治法

血之体本红，血得其畅，则红而活，荣而润，敷布洋溢，是疹之佳境也。淡红有美有疵，色淡而润，此色之上者也。若淡而不荣，或娇而艳，干而滞，血之最热者。深红者较淡红为稍重，亦血热之象，凉其血即转淡红。色艳如胭脂，此血热之极，较深红为更恶，必大用凉血始转深红。再凉其血，而淡红矣。紫赤类鸡冠花而更艳，较艳红，为火更盛，不急凉之，必至变黑，须服清瘟败毒饮一百九加紫草、桃仁。细碎宛如粟米，红者谓之红砂，白者谓之白砂，疹后多有此证，乃余毒尽透，最美之境，愈后蜕皮。若初病未认是疫，后十日半月而出者，烦躁作渴，大热不退，毒发于颔者，死不可救。

论发疮

疫毒发瘢，毒之散者也。疫毒发疮，毒之聚者也。初起之时，恶寒发热，红肿硬痛，此毒之发扬者。但寒不热，平扁不起，此毒之内伏者。或发于要地，发于无名，发于头面，发于四肢，种种形状，总是疮证。何以知其是疫毒所聚？寻常疮脉洪大而数，疫毒之脉沉细而数。寻常疮证头或不痛，疫毒则头痛如劈，沉不能举，是其验也。稽其证，有目红面赤而青惨者，有忽汗忽呕者，有昏愦如迷者，有身热肢冷者，有腹痛不已者，有大吐干呕者，有大泄如注者，有谵语不止者，有妄闻妄见者，有大渴思水者，有烦躁如狂者，有喊叫时作、若惊若愓者。病态多端，大率类是。误认寻常疮证，温托妄施，断不能救。

王士雄曰：暑、湿、热、疫诸病，皆能外发痈疮，然病人不自知其证发之由，外科亦但见其外露之疮，因而误事者最多。人亦仅知其死于外证也。噫！

论妊娠病疫

母之于胎，一气相连，盖胎赖母血以养，母病热疫，毒火蕴于血中，是母之血，即毒血矣。苟不亟清其血中之毒，则胎能独无恙乎？须知胎热则动，胎凉则安，母病热疫，胎自热矣。竭力清解以凉血，使母病去而胎可无虞。若不知此，而舍病以保胎，必至母子两不保也。至于产后以及病中，适逢经至，当以类推。若云产后、经期，禁用凉剂，则误人性命，即在此言。[①]

璜按：妊娠病热，急急清热，即是养胎。见可下症，即宜用下剂，不必多所疑畏。盖去病即安胎之妙法也，为问热不去，而胎能保存乎？热炽胎堕，而产母之命，不危如朝露乎？热疟热痢，每见胎堕，而成死候，况疫证乎？故妊娠热病，尤宜大清大解，不容稍缓耳。

论闷症

疫疹初起，六脉细数沉伏，面色青惨，昏愦如迷，四肢逆冷，头汗如雨，其痛如劈，腹内搅肠，欲吐不吐，欲泄不泄，男则仰卧，女则覆卧，摇头鼓颔，百般不足。此为闷疫，毙不终朝。如欲挽回于万一，非大剂清瘟败毒饮一百九不可，医即敢用，病家决不敢服。与其束手待毙，不如含药而亡。虽然，难矣哉！

王士雄曰：所谓闷者，热毒深伏于内，而不发露于外也。渐伏渐深，入脏而死，不俟终日也固已。治法宜刺曲池、委中，以泄营分之毒，再灌以紫雪六十一清透伏邪，使其外越，（杨云：治法精良。）或可挽回。清瘟败毒饮，何可试耶？（汪按：本方有遏抑而无宣透，故决不可用。）

璜按：此即西医所谓电击性之脑膜炎也。死人最速，王氏所补治法甚佳。

---

① 吴锡琮评：的是妙谈，的是至理。

疫疹治验

乾隆戊子年，吾邑疫疹流行。初起之时，先恶寒而后发热，头痛如劈，腰如被杖，腹如搅肠，呕泄兼作，大小同病，万人一辙。有作三阳治者，有作两感治者，有作霍乱治者。迨至两日，恶候蜂起，种种危证，难以枚举。如此死者不可胜计，良由医者固执古方之所致也。要之，执伤寒之方以治疫，焉有不死者乎？是人之死，不死于病而死于药，不死于药而死于执古方之医也。疫证乃外来之淫热，非石膏不能取效。且医者，意也；石膏者，寒水也。以寒胜热，以水胜火，投之百发百中。五月间余亦染疫，凡邀治者不能赴诊，叩其证状，录方授之，互相传送，活人无算。癸丑，京师多疫，即汪副宪、冯鸿胪亦以余方传送，服他药不效者，并皆霍然。故笔之于书，名曰清瘟败毒饮一百九，随证加减，详列于后。

雄按：吴门顾松园靖远因父患热病，为庸医投参附所杀，于是发愤习医。寒暑靡间者阅三十年，尝著《医镜》十六卷，徐侍郎秉义为之序，称其简而明，约而赅，切于时用而必效。惜无刊本，余求其书而不得。近见桐乡陆定圃进士《冷庐医话》，载其治汪缵功阳明热证，主白虎汤七。每剂石膏用三两，两服热顿减，而遍身冷汗，肢冷发呃。郡中著名老医，谓非参附弗克回阳，诸医和之，群哗白虎再投必毙。顾引仲景"热深厥亦深"之文，及嘉言"阳证勿变阴厥，万中无一"之说，谆谆力辨。诸医固执不从，投参附回阳敛汗之剂，汗益多而体益冷，反诋白虎之害，微阳脱在旦暮，势甚危，举家惊惶，复求顾诊。仍主白虎，用石膏三两，大剂二服，汗止身温，再以前汤加减数服而痊。因著《辨治论》，以为温热病中宜用白虎汤，并不伤人，以解世俗之惑。陆进士云：此说与师愚之说合。且《医镜》中佳方不少，其治虚劳方用生地、熟地、天冬、麦冬、龟板、龙眼肉、玉竹、茯苓、山药、人乳。《吴医汇讲》乃属之汪缵功方中增入牛膝一味，岂顾著《医镜》一书，为汪氏窃取耶！附及之以质博雅。（汪按：虚劳而咳者肺中必有邪，麦冬、玉竹不宜用。）

疫症条辨

一、头痛目痛，[1]颇似伤寒。然太阳阳明头痛，不至于倾侧难举，而此则

[1] 吴锡琮评：头痛目痛一症。

头痛如劈，两目昏瞀，势若难支。总因火毒达于二经，毒参阳位。用釜底抽薪法，彻火下降，其痛立止，其疹自透。宜清瘟败毒饮一百九增石膏、元参，加菊花。误用辛凉表散，燔灼火焰，必转闷症。

二、骨节烦疼，[①]腰如被杖。骨与腰皆肾经所属，其痛若此，是淫热之气已流于肾经。宜本方增石膏、元参，加黄柏。误用温散，死不终朝矣。

三、热宜和不宜燥，若热至遍体炎炎，[②]较之昏沉肢冷者，而此则发扬。以其气血尚堪胜毒，一经清解，而疹自透。妄肆发表，必至内伏。宜本方增石膏、生地、丹皮、芩、连。

四、有似乎静而忽躁，有似乎躁而忽静，谓之静躁不常。[③] 较之颠狂，彼乃发扬，而此嫌郁遏，总为毒火内扰，以致坐卧不安。宜本方增石膏、犀角、黄连。

五、寤从阳主上，寐从阴主下。[④] 胃为六腑之海，热毒壅遏，阻膈上下，故火扰不寐。宜本方增石膏、犀、连，加琥珀。

王士雄曰：火扰不寐，何必琥珀。若欲导下，宜用木通。

璜按：不寐，加入栀子、豆豉，交媾神机亦妙。六一散泡牛黄，屡试有验。

六、初病周身如冰，色如蒙垢，满口如霜，头痛如劈，饮热恶冷，六脉沉细，此阳极似阴，毒之隐伏者也。[⑤] 重清内热，使毒热外透。身忽大热，脉转洪数，烦躁谵妄。大渴思冰，证虽枭恶，尚可为力。宜本方增石膏、丹皮、犀、连，加黄柏。若调庸手，妄投桂附，药不终剂，死如服毒。

七、四肢属脾，至于逆冷，杂证见之，是脾经虚寒，元阳将脱之象。惟疫则不然，通身大热，而四肢独冷。此烈毒郁遏脾经，邪火莫透，重清脾热，手足自温，宜本方增石膏。[⑥]

王士雄曰：四肢逆冷，在杂证，不仅脾经虚寒；在疫证，亦非毒壅脾经。增石膏原是清胃，气行则肢自和也。亦有热伏厥阴而逆冷者，温疫证中最多，不可不知也。

---

① 吴锡琮评：骨节烦疼，腰如被杖一症。

② 吴锡琮评：周身炎热。

③ 吴锡琮评：毒火内扰，坐卧不安。

④ 吴锡琮评：不寐。

⑤ 吴锡琮评：身冷，满口如霜，此证须兼豁痰之药。

⑥ 吴锡琮评：身热肢冷，此证四肢虽逆冷，而口必渴，小便必短黄。而热温疫病，此类甚多，医者无不误治。

八、筋属肝，赖血以养。[①] 热毒流于肝经，瘢疹不能寻窍而出，筋脉受其冲激，则抽惕若惊。宜本方增石膏、丹皮，加胆草。

九、杂证有精液枯涸，水不上升，咽干思饮，不及半杯。而此则思冰饮水，百杯不足。缘火毒熬煎于内，非冰水不足以救其燥，非石膏不足以制其焰。庸工独戒生冷，病家奉为至言，即温水亦不敢与，以致唇焦舌黑。宜本方增石膏，加花粉。[②]

十、四时百病，胃气为本，至于不食，似难为也。[③] 而非所论于疫证，此乃邪火犯胃，热毒上冲，频频干呕者有之，旋食旋吐者有之。胃气一清，不必强之食，自无不食矣。宜本方增石膏，加枳壳。

王士雄曰：热壅于胃，杳不知饥，强进粥糜，反助邪气。虽粒米不进，而病势未衰者，不可疑为胃败也。若干呕吐食，则本方之甘桔、丹皮皆不可用，宜加竹茹、枇杷叶、半夏之类。[④]

十一、胸膈乃上焦心肺之地，而邪不易犯。惟火上炎，易及于心，以火济火，移热于肺，金被火灼，其燥愈甚，胸膈郁遏，而气必长吁矣。宜本方增连、桔，加枳壳、蒌仁。

王士雄曰：邪火上炎，固能郁遏肺气而为膈满，第平素有停痰伏饮者，或起病之先，兼有食滞者。本方地、芍，未可浪投，临证须辨别施治。惟芦菔汁既清燥火之闭郁，亦开痰食之停留，用得其宜，取效甚捷。[⑤]

十二、昏闷无声者，[⑥]心之气出于肺而为声，窍因气闭，气因毒滞，心迷而神不清，窍闭而声不出。宜本方增石膏、犀角、芩、连，加羚羊角、桑皮。

王士雄曰：桑皮虽走肺，而无通气宣窍之能，宜用马兜铃、射干、通草之类，清神化毒，当参紫雪六十一之类。

十三、胃气弱者，偏寒偏热，水停食积，皆与真气相搏而痛，此言寻常受病之源也。至于疫证腹痛，或左或右，或痛引小肠，乃毒火冲突，发泄无门。若按寻常腹痛，分经络而治之必死。[⑦] 如初起只用败毒散一百八，或凉膈散四十二加黄连，其痛立止。

---

① 吴锡琮评：筋脉抽搐。

② 吴锡琮评：此等症非急下不能存津，作者犹未见及此。

③ 吴锡琮评：干呕。

④ 吴锡琮评：阅历之言。

⑤ 吴锡琮评：胸有夹痰夹食者，以芦菔煎汤代水，入当用药中煎服，甚妙。

⑥ 吴锡琮评：昏闷无声。

⑦ 吴锡琮评：疫病腹痛，乃毒蕴于内而不得泄死者甚多。

王士雄曰：疫症腹痛，固与杂证迥殊，然夹食、夹瘀、夹疝，因病疫而宿疾兼发者，亦正多也。临证处方，岂可不为顾及？

十四、筋肉瞤动，在伤寒则为亡阳，而此则不然。盖汗者心之液，血之所化也。血生于心，藏于肝，统于脾，血被煎熬，筋失其养，故筋肉为之瞤动。[①]宜本方增石膏、生地、元参，加黄柏。

王士雄曰：亡阳瞤动，宜补土制水。淫热瞤动，宜泻火息风。本方尚少镇静息风之品，宜去丹、桔，加菊花、胆草。

十五、病人自言，胃出冷气，非真冷也。乃上升之气，自肝而出，中挟相火，自下而上，其热尤甚。此火极似水，热极之征，阳亢逼阴，故有冷气。宜本方增石膏、犀、地、丹、连，加胆草。

王士雄曰：冷气上升，虽在别证中见之，亦多属火。[②] 不知者妄投温热，贻害可胜道哉！本方桔、芎亦属非宜，更有挟痰者，须加海蛇、竹沥、芦菔汁之类。（汪按：此症挟痰者最多。）

十六、口中臭气，令人难近，使非毒火熏蒸于内，何以口秽喷人乃尔耶？宜本方增石膏、犀、连。[③]

王士雄曰：宜加兰草、竹茹、枇杷叶、金银花、蔷薇露、莹白金汁之类，以导秽浊下行。

十七、舌苔满口如霜，在伤寒为寒证的据，故当温散，而疫证见此，舌必厚大，为火极水化。宜本方增石膏、犀、地、翘、连，加黄柏。误用温散，旋即变黑。（汪按：凡温热暑疫，见此舌者，病必见重，最宜详慎。）

王士雄曰：凡热证、疫证见此苔者，固不可误指为寒，良由兼痰挟湿，遏伏热毒使然。清解方中，宜佐开泄之品为治。

十八、咽喉者，水谷之道路，呼吸之出入。毒火熏蒸至于肿痛，[④]亟当清解以开茅塞。宜本方增石膏、玄桔，加牛蒡、射干、山豆根。

王士雄曰：加莹白金汁最妙，药汁碍咽者，亟以锡类散一百十吹之。

十九、唇者，脾之华。唇掀肿，[⑤]火炎土燥也。宜本方增石膏、翘、连，加天花粉。

---

① 吴锡琮评：此等症最易误认亡阳，其实乃风湿未疾也。

② 吴锡琮评：膈间觉冷，每多停痰，余亦历验多人矣。

③ 吴锡琮评：此症仍由湿热蒸为秽毒，甚至食物触其口气亦臭秽异常。用清香凉润之药可解。

④ 吴锡琮评：咽喉肿痛，用煎剂取效绝少。

⑤ 吴锡琮评：唇肿。

二十、头为诸阳之首，头面肿大，[①]此毒火上攻。宜本方增石膏、元参，加银花、马勃、僵蚕、板蓝根、紫花地丁、归尾，脉实者，量加酒洗生大黄。

二十一、面上燎疱，宛如火烫，[②]大小不一，有红有白，有紫黑相间，痛不可忍，破流清水，亦有流血水者，治同上条。

二十二、腮者，肝肾所属。有左肿者，有右肿者，有右及左、左及右者，名曰痄腮。[③] 不亟清解，必成大头。治同上条。

二十三、颈属足太阳膀胱经，热毒入于太阳，则颈肿。[④] 宜本方增石膏、元参、翘、桔，加银花、夏枯草、牛蒡、紫花地丁、山豆根。

二十四、耳后，肾经所属。此处硬肿，其病甚恶。[⑤] 宜本方增石膏、元、地、丹、翘，加银花、花粉、板蓝根、紫花地丁，耳中出血者不治。

王士雄曰：坎为耳，故耳为肾水之外候。然肺经之结穴在耳中，名曰龙葱，专主乎听。金受火烁则耳聋，凡温热暑疫等证，耳聋者，职是故也。不可泥于《伤寒》少阳之文，而妄用柴胡以煽其焰。古云耳聋，治肺，旨哉言乎！

二十五、舌乃心之苗，心属火。毒火冲突，二火相并，心苗乃动，而嗒舌弄舌。[⑥] 宜本方增石膏、犀、连、元参，加黄柏。

王士雄曰：宜加木通、莲子心、朱砂、童溺之类。[⑦]

二十六、红丝绕目，清其浮僭之火，而火自退。误以眼科治之，为害不浅。宜本方加菊花、红花、蝉蜕、归尾、谷精。

王士雄曰：加味，亦是眼科之药。不若但加羚羊角、龙胆草二味为精当也。

二十七、头为一身之元首，最轻清而邪不易干。通身焦燥，独头汗涌出。此烈毒鼎沸于内，热气上腾，故汗出如淋。[⑧] 宜本方增石膏、元参。

王士雄曰：本方宜去芍、桔、丹皮，加童溺、花粉。

二十八、齿者，骨之余。杂证龂齿为血虚，疫证见之为肝热。[⑨] 宜本方增

---

① 吴锡琮评：头肿。

② 吴锡琮评：面起泡如火烫。

③ 吴锡琮评：左右腮肿。

④ 吴锡琮评：颈肿。

⑤ 吴锡琮评：耳后硬肿。

⑥ 吴锡琮评：嗒舌弄舌。

⑦ 吴锡琮评：加此四味药力浅薄。

⑧ 吴锡琮评：头汗。

⑨ 吴锡琮评：有燥粪者亦多龂齿，玩《金匮·痉证·龂齿》用大承气汤自明。

石膏、生地、丹、栀，加胆草。

王士雄曰：齿龈属阳明，不可全责之肝也。

二十九、疫证鼻衄如泉，乃阳明郁热，上冲于脑，脑通于鼻，故衄如涌泉。宜本方增石膏、元、地、芩、连，加羚羊角、生桑皮、棕榈灰。

王士雄曰：本方宜去桔梗，加白茅根。伏邪由营达肺，亦多衄血。

三十、舌上白点如珍珠，[1]乃水化之象，较之紫赤黄黑，古人谓之芒刺者更重。宜本方增石膏、犀、连、元、翘，加花粉、银花。

王士雄曰：宜加蔷薇根、莹白金汁之类。

三十一、疫证初起，苔如腻粉，此火极水化。设误认为寒，妄投温燥，其病反剧。其苔愈厚，精液愈耗，水不上升，二火煎熬，变白为黑。其坚如铁，其厚如甲，敲之戛戛有声，言语不清，非舌卷也。治之得法，其甲整脱。宜本方增石膏、元参、犀、连、知、翘，加花粉、黄柏。[2]

王士雄曰：此证专宜甘寒以充津液，不当参用苦燥，余如梨汁、蔗浆、竹沥、西瓜汁、藕汁，皆可频灌。如得蕉花上露更良。（杨云：蕉花上露为清热无上妙品，但不可必得，即蕉根取汁，亦极妙也。）若邪火已衰，津不能回者，宜用鲜猪肉数斤，切大块，急火煮清汤，吹净浮油，恣意凉饮，乃急救津液之无上妙品。故友范庆簪尝谓余云：酷热炎天，正银匠熔铸各州县奏销银两之时，而银炉甚高，火光扑面，非壮盛之人不能为也。口渴不敢啜茗，惟以淡煮猪肉，取汤凉饮。故裸身近火，而津液不致枯竭。余因推广其义，颇多妙用，拙案中可证也。

三十二、舌上发疔，[3]或红或紫，大如马乳，小如樱桃，三五不等，流脓出血，重清心火。宜本方增石膏、犀角、翘、连，加银花。舌上成坑，愈后自平。（此二条乃三十六舌未有者。）

王士雄曰：亦宜加蔷薇根、金汁之类，外以锡类散一百十，或珍珠、牛黄研细糁之，则坑易平。

三十三、舌衄，乃血热上溢心苗。宜本方增石膏、黄连、犀、地、栀、丹，加败棕灰。

王士雄曰：外宜蒲黄炒黑糁之。[4]

---

① 吴锡琮评：舌白点。

② 吴锡琮评：舌苔如腻粉，此肺胃燥热舌也。故用药主甘寒充津，不宜再用苦药以益其燥。

③ 吴锡琮评：舌发疔。

④ 吴锡琮评：蒲黄治舌衄虽常法而却有神效。

三十四、齿衄，[①]乃阳明少阴三经之热相并。宜本方增石膏、元参、芩、连、犀、地、丹栀，加黄柏。

王士雄曰：须参叶氏《温热论》逆传治法，且此证挟痰者多，最宜谛审。

三十五、心主神，心静则神爽。心为烈火所燔，则神不清而谵语。宜本方增石膏、犀、连、丹、栀，加黄柏、胆草。[②]

三十六、呃逆，有因胃热上冲者，有因肝胆之火上逆者，有因肺气不能下降者。[③] 宜本方增石膏，加竹茹、枇杷叶、柿蒂、羚羊角、银杏仁。如不止，用沉香、槟榔、乌药、枳壳各磨数分，名四磨饮，仍以本方调服。

王士雄曰：此三候，因皆实证，尚有痰阻于中者，便秘于下者，另有治法。银杏仁温涩气分，但可以治虚呃，不宜加入此方。

三十七、邪入于胃则吐，毒犹因吐而得发越，至于干呕则重矣。总由内有伏毒，清解不容少缓。宜本方增石膏、甘、连，加滑石、伏龙肝。

王士雄曰：甘草宜去，伏龙肝温燥之品，但可以治虚寒，呕吐不宜加入此方。本方桔梗、丹、芍亦当去之，可加旋覆花、竹茹、半夏、枇杷叶。如用反佐，则生姜汁为妥。（汪按：此方中生姜不可少。）

璜按：干呕多因胸痞。若上焦气机不利，尚宜清降。

三十八、疫毒移于大肠，里急后重，赤白相兼，或下恶垢，或下紫血，虽似痢实非痢也。其人必恶寒发热，小水短赤，但当清热利水。宜本方增石膏、黄连，加滑石、猪苓、泽泻、木通，其痢自止。误用通利止涩之剂不救。[④]

王士雄曰：热移大肠，恶垢既下，病有出路，化毒为宜。既知不可通利，何以仍加苓、泽等利水，毋乃疏乎？惟滑石用得对证，他如金银花、槐蕊、黄檗、青蒿、白头翁、苦参、芦菔之类，皆可采也。

三十九、毒火注于大肠，有下恶垢者，有利清水者，有倾肠直注者，有完谷不化者，此邪热不杀谷，非脾虚也，较之似痢者稍轻。考其证，[⑤]身必大热，气必粗壮，小溲必短，唇必焦紫，大渴喜冷，腹痛不已，四肢时而厥逆。宜其因势而清利之，治同上条。

王士雄曰：唇焦大渴，津液耗伤，清化为宜，毋过渗利。惟冬瓜煮汤代茶煎药，恣用甚佳。（汪按：此及上条，皆宜用绿豆。）

---

① 吴锡琮评：齿衄。

② 本条原无，据王士雄《温热经纬》补。

③ 吴锡琮评：呃逆来源甚多，惟虚呃最难治。

④ 吴锡琮评：仍是热邪陷下作痢，极力清解无有不愈。

⑤ 吴锡琮评：疫病从口鼻而入，肺先受之。此症由肺热急奔大肠，非清肺不愈。

四十、疫证大便不通，因毒火煎熬，大肠枯燥，不能润下，不可徒攻其闭结，而速其死也。宜本方加生大黄，[①]或外用蜜煎导法。（汪按：此证宜用麻仁。）

四十一、邪犯五脏，则三阴脉络不和，血乖行度，渗入大肠而便血。[②] 宜本方增生地，加槐花、柏叶、棕灰。

王士雄曰：棕灰温涩，即欲止之，宜易地榆灰。

四十二、膀胱热极，小溲短赤而涩，热毒甚者，溲色如油。宜本方加滑石、泽泻、猪苓、木通、通草、萹蓄。

王士雄曰：苓泽等药，皆渗利之品，溺阻膀胱者，藉以通导。此证既云热毒内炽，则水已耗夺，小溲自然浑赤短涩。但宜治其所以然，则源清而流洁，岂可强投分利，而为砻糠打油之事乎？或量证少佐一二味，慎毋忽视而泛施也。

璜按：伏暑病热病，小便短赤而涩者甚多，大剂清解，佐以育阴，自然清长。徒用渗利竭其津液，热邪必炽，非妥善之法也。

四十三、溺血小便出血而不痛，血淋则小腹、阴茎必兼胀痛。[③] 在疫证总由血因热迫。宜本方增生地，加滑石、桃仁、茅根、琥珀、牛膝、棕灰。

王士雄曰：设兼痛胀，忌用棕灰。（汪按：亦宜用地榆灰。）

四十四、发狂骂詈，不避亲疏，甚则登高而歌，弃衣而走，逾垣上屋，力倍常时，或语生平未有之事，未见之人，如有邪附者。[④] 此阳明邪热，上扰神明，病人亦不自知，僧道巫尼，徒乱人意。宜本方增石膏、犀、连、丹、栀，加黄柏。

王士雄曰：宜加朱砂、青黛，挟痰加石菖蒲、竹沥之类。

四十五、疫证之痰，[⑤]皆属于热，痰中带血，热极之征。宜本方增石膏、芩、地，加蒌仁、羚羊角、生桑皮、棕灰。

王士雄曰：桑皮、棕灰可商。宜加滑石、桃仁、苇茎、瓜瓣之类。

四十六、疫证遗溺，[⑥]非虚不能约，乃热不自持。其人必昏沉谵语，遗不自知。宜本方增石膏、犀、连，加滑石。

---

① 吴锡琮评：果系毒火煎熬，下剂亦不可少。

② 吴锡琮评：便血。

③ 吴锡琮评：溺血。

④ 吴锡琮评：疫病发狂多由热迫，而亦有由于阴躁者，临证时须细辨。

⑤ 吴锡琮评：痰中吐血，风温秋燥疫病多有，乃热邪伤肺也。加苇茎汤妙。

⑥ 吴锡琮评：遗溺。

四十七、诸病喘满，[1]皆属于热，况疫证乎？宜本方增石膏、黄芩，加桑皮、羚羊角。

王士雄曰：杏仁、厚朴、半夏、旋覆花、枇杷叶、蒌仁、芦菔、海蛇、芦根之类，皆可随证采用。本方地、芍宜去之。（汪按：下条亦宜去地、芍。）

璜按：热病喘满，多由痰热。苇茎汤加杏仁、滑石、旋覆花、枇杷、芦菔子亦佳。

四十八、淫热熏蒸，湿浊壅遏，则周身发黄。宜本方增石膏、栀子，加茵陈、滑石、猪苓、泽泻、木通。（汪按：湿盛而用石膏，似宜佐以苍术、厚朴之类。）

王士雄曰：此证亦有宜下者。（汪按：青壳鸭蛋，敲小孔，纳朴硝于孔中，纸封炖熟，日日服之，义取一补一消，治黄疸甚效。余尝亲试之，初时便溏不爽，服朴硝而便反干畅矣。）[2]

四十九、疫证，循衣摸床撮空，此肝经淫热也。肝属木，木动风摇，风自火出。《左传》云：风淫末疾，四末四肢也，肢动即风淫之疾也。宜本方增石膏、犀、连、栀、丹，加胆草。

王士雄曰：桑枝、菊花、丝瓜络、羚羊角、白薇之类，皆可采用。实者宜兼通腑，虚者宜兼养阴。

璜按：摸床撮空危症，用和肝泄热，通腑养阴，语特精实。唯此乃尿毒入血，宜利其小便。

五十、狐惑，宜本方增石膏、犀角，加苦参、乌梅、槐子。

以上五十证，热疫恶候，变态无恒，失治于前，多致莫救，慎之慎之。

五十一、疫证热毒，盘踞于内，外则遍体炎炎。夫热极之病，是必投以寒凉。火被水克，其焰必伏；火伏于内，必生外寒。阴阳相搏则战，一战而经气输泄，大汗出而病邪解矣。[3]

五十二、疫证瘥后，四肢浮肿，勿遽温补。

王士雄曰：宜清余热，兼佐充津。

五十三、瘥后饮食渐增，而大便久不行，亦无所苦。此营液未充，若误投通利，死不终朝矣。（汪按：宜食黑脂麻。）

---

① 吴锡琮评：喘满。

② 吴锡琮评：此黄疸奇效方，其方颇有意义。

③ 吴锡琮评：亦不可过用寒凉冰闭。以上乃疫病杂症，此下乃瘥后杂症。宜用养血润肠之方。

五十四、热疫为病，气血被其煎熬，瘥后饮食渐进，气血滋生，润皮肤而灌筋骸，或痛或痒，宛如虫行，最是佳境。不过数日，气血通畅而自愈矣。

五十五、疫证失治于前，热流下部，滞于经络，以致腰膝疼痛，甚者起不能立，卧不能动，误作痿治，必成废人。宜本方小剂如木瓜、牛膝、续断、萆薢、黄柏、威灵仙。

璜按：湿热瘀滞经络，多成痿废。此毒流于肝肾，宜开湿通络以泄肾邪。本条下诸药味俱佳，用蚕沙、柏叶诸类煮滚，布包外熨尤妙。

五十六、瘥后不欲饮食，食亦不化。此脾胃虚弱，宜健脾养胃。

王士雄曰：不欲食，病在胃，宜养以甘凉。食不化，病在脾，当补以温运。医者须分别论治。[①]（汪按：叶香岩论脾胃，辨析最明畅。余以为胜于东垣之专事升脾，学者所当师法也。）

璜按：养以甘凉，为胃津衰者言也。补以温运，为胃阳不足者言也。二症治法迥异。

五十七、瘥后惊悸，[②]属血虚，宜养血镇惊。

王士雄曰：亦有因痰热未清者，不可不知也。（汪按：因痰者颇多。）

璜按：惊悸，宜用镇心清热及逐痰之品。

五十八、瘥后怔忡，[③]乃水衰火旺，心肾不交，宜补水养心。

王士雄曰：朱砂安神丸一百十一最妙。（汪按：亦有兼挟痰者。）

五十九、瘥后有声不能言，[④]此水亏不能上接于阳也，宜补水。

王士雄曰：有痰热滞于肺络者，宜清肃；有痰热耗伤肺阴者，宜清养。不仅水亏为然也。

六十、瘥后声颤无力，语不接续，名曰郑声。[⑤] 乃气虚也，宜补中益气汤。（汪按：第五卷方论不录此方，附论在清暑益气汤二百三下。）

王士雄曰：此证虽属气虚，实由元气无根，补中益气升阳切勿误投，宜集灵膏一百十二。

六十一、瘥后喜唾，[⑥]胃虚而有余热也。乌梅十个，北枣五枚，俱去核，共杵如泥，加炼蜜丸弹子大，每用一丸，噙化。

---

① 吴锡琮评：精到语。

② 吴锡琮评：惊悸。

③ 吴锡琮评：怔忡。

④ 吴锡琮评：有声不能言。

⑤ 吴锡琮评：郑声。

⑥ 吴锡琮评：喜唾。

璜按：喜唾用乌梅以收胃津，北枣炼蜜酸甘化阴，方法超妙。

六十二、言者，心之声也。病中谵妄，乃热扰于心，瘥后多言。[①] 余热未净，譬如灭火，其火已息，犹存余焰也。

王士雄曰：宜导赤散四十四加麦冬、莲子心、朱砂、染灯心。

璜按：瘥后多言宜清余热，仍须养阴以纳厚阳。

六十三、瘥后遗精，[②]宜交心肾。

王士雄曰：精因火动者多，宜清余热，黄连、黄柏最是要药。

六十四、瘥后触事易惊，梦寐不安，乃有余热挟痰也。痰与气搏，故恐惧。[③]

王士雄曰：宜用竹茹、黄连、石菖蒲、半夏、胆星、栀子、知母、茯苓、旋覆花、橘红等药。

六十五、瘥后终日昏睡不醒，[④]或错语呻吟。此因邪热未净，伏于心包络所致。

王士雄曰：宜用丹参、白薇、栀子、麦冬、甘草、木通、盐水炒黄连、竹叶、朱砂、染灯心、细茶等药。挟痰者，花粉、天竺黄、石菖蒲、省头草之类，或万氏牛黄清心丸四十，皆可采用。

璜按：昏睡错语，余热犹上扰元神，清心涤痰，以安神经方法甚灵。

六十六、瘥后自汗盗汗，[⑤]虚象也。宜分阴阳而补益。

王士雄曰：固属虚候，多由余热未清，心阳内炽，慎勿骤补，清养为宜。西洋参、生地、麦冬、黄连、甘草、小麦、百合、竹叶、茯苓、莲子心之类，择而为剂可也。

璜按：牡蛎、白芍、茯神及一派清心之药，均可酌用。

六十七、瘥后心神不定，[⑥]乃心血亏损，宜养心。

王士雄曰：固是心营不足，亦因余热未清，治如上条可也。

六十八、瘥后虚烦不寐者，[⑦]血虚神不守舍也。

王士雄曰：非神不守舍也，亦余火扰动耳。治如上法，或加阿胶，或加生

---

① 吴锡琮评：瘥后多言。

② 吴锡琮评：遗精。

③ 吴锡琮评：触事易惊。

④ 吴锡琮评：昏睡不醒。

⑤ 吴锡琮评：自汗盗汗。

⑥ 吴锡琮评：心神不安。

⑦ 吴锡琮评：虚烦不寐。

鸡子黄，或加珍珠。审证而用得其宜，贵乎医者之神悟矣！

六十九、瘥后余热未净，肠胃虚弱，饮食不节，谷气与热气两阳相搏，身复发热，名曰食复。①

王士雄曰：治法与伤寒食复同。更有瘥后起居不慎，作劳太早，虚阳浮扰而发热者，名曰劳复。治宜调气血。

七十、瘥后早犯女色而病者，名女劳复，②女犯者为男劳复。其证头重目眩，腰痛肢酸，面热如烘，心胸烦闷。宜麦冬汤一百十三主之。若舌出寸余，累日不收，名曰阳强。③ 以冰片研细糁之即缩，长至数寸者多不救。

王士雄曰：此方甚妙，宜加竹茹、枸杞子。

七十一、男子新瘥，余热未净，而女人与之交接得病者，名阳易。女人新瘥，余热未清，而男子与之交接得病者，名阴易。④ 其证男子则阴肿入腹，绞痛难忍；女人则乳抽里急，腰胯痛引腹内，热攻胸膈，头重难抬，仰卧不安，动摇不得，最危之证。

王士雄曰：阴阳二易，余谓之热入精室证。第阴易较重于阳易，以女人疫热之气，本从阴户出也。古人用裈裆之义最精，取其能引热邪仍由原路去，故阴易须剪所交接女人身穿未浣之裈裆。《千金》用月经赤帛，亦从此脱胎。阳易须剪所交接男子身穿未浣之裈裆，并取近阴处之数寸，烧灰服下，奏效甚捷。后人之用鼠矢，亦取其以浊导之义，然究不如烧裈散之贴切矣。余如竹茹、花粉、韭白、滑石、白薇、槐米、楝实、绿豆、甘草梢、土茯苓等药，并走精室，皆可随证采用。以上三条，温热病后亦同，不仅疫证尔也。

此篇于疫病危重大症，及寒热错杂难辨等症，分别甚清。病后调理杂症，各法亦佳。王氏所注议病用药，尤为细及毫丝。倘不拘于清瘟败毒散一方，则无论春温、夏热、伏暑，皆可如此辨症，如此用药，不专主疫证言也。读者须当隅反。

光绪戊申七月望后第六日，黼堂氏志

璜又按：原文未尽精粹，而别开生面处，殊不可及。得王注而靡不超妙，医部中治热病之善本也。

---

① 吴锡琮评：食复。

② 吴锡琮评：女劳复。

③ 吴锡琮评：舌出寸余。

④ 吴锡琮评：阴阳易。

中西温热串解卷八附录

西法解热药新处方

解热药者，因热性病之体温增高，镇静之，使热度低下之药物也。

别腊蜜童

功力用量见前上焦篇。

此药能平体温，热度减退后，脉数觉减，于心脏无不良之影响。

热度甚高之时，每发气管枝炎，服此药一二日，气管炎大退，恶性之肺炎，亦可消灭。

如谵语、精神昏迷、头痛一切重症感觉等，消失甚速，或见轻减，意识明爽，使患者早达于恢复期。但重听往往日久不能治愈。

阿斯必林

此为诸热病之解热剂，凡一切热病均可用之，各种风湿骨痛，尤有特效，为诸药冠。兹用其功用觇列于下。

一、无论急性、慢性、淋病性之关节痛风症，用此药后即能退炎、止痛、消肿。又筋内痛风症，亦有特效。

二、无论各种神经痛、偏头痛、正头痛、子宫癌、乳癌、脊髓痨之疼痛，服此药后皆有大效。

三、凡一切之肺痨热，以及其他各种之热性病，用之皆有奇效。

四、凡病眼科之痛风性虹彩炎、虹彩毛样炎，亦皆有效。

用量一日三回，每回0.5至1.0，化于一杯开水内服之。

处方

1.治一切热病

阿斯必林　3.6

上分六包，一日三包，食前服。若不效，可以6.0分为六包，二日分服。注意：小儿一二岁者每回服0.1，三岁服0.15，五岁服0.2，八岁服0.3，十二岁服0.5。万不可多服。

2.治尿酸性关节炎

阿斯必林　6.0乃至9.0

上分六包，一日服三包，开水送下。

3.又方

阿斯必林　3.0，盐酸海洛因　0.01。

上分三包，一日分服完。

注意：盐酸海洛因为镇咳、镇痛、呼吸困难之祛痰妙药。

4.治肋膜炎

阿斯必林　4.0，乳糖　2.0。

上为六包，一日三回，二日分服。

5.偏头痛

阿斯必林　3.0

上分三包，发痛时服一包。

6.坐骨神经痛

阿斯必林　5.0

上分六包，二日分服。

7.流行性感冒

阿斯必林　6.0

上分六包，一日三次，每日一包。

8.关节痛风

阿斯必林　6.0

上分六包，二日分服。

9.颜面神经麻痹

阿斯必林　6.0

上分六包，二日分服。

10.急性气管枝炎

阿斯必林　1.0

上为一包，临卧服。

撒 曹

为解热剂、镇痛剂。凡咳嗽有热者，可以此品配入咳嗽药中。又为关节偻麻质斯神经性之特效药。

处方

一、一切热性病

撒曹 6.0，溜水 100.0

上一日三次，二日分服。

二、伤风咳嗽

撒曹 1.0，白糖 1.0

上为一包，临卧作一次服。

三、治糖尿病

撒曹 1.0

上为一包，与以六包。一日三次，每回一包。

四、治嘈杂及胃部疼痛

撒曹 2.0，重曹 12.0

上研和为散，食后服一刀尖。

五、治偏头痛

撒曹 1.0

上为一包，发作时服一包。

六、痛风风痹

撒曹 6.0

上分六包。一日三次，每次一包。

弗那摄精

一名芬阿锡吞。为解热剂，为镇痛剂。治痛风有伟效，治头痛亦良。

用量 每回 0.2～0.5

处方

弗那摄精 3.0

上分六包，一日三回，每回一包。

退热药尚有数品，本书特取其功用较多者录之，以备采用云尔。

鸡那，不止退热，功用尽多，集隘不登。(用法见前。)

中西温热串解书后

萱家世代以医名，届家严而七世矣。家严承我祖庭训，寝馈于《伤寒》《金匮》诸书，历有年所。以近世温热病症甚多，遂益究心温热各方籍，欲以垂世用而救世急也。生平于医书，不惜重价购觅。于温热独取王氏五种，阐发奥义，无间寒暑。评注王氏医案数种，每于案中要点，推阐其所以然之妙用。稿经数易，犹难自信。近以西法正在日新月异时代，遂益究心，从师访道，垂十多年。兹再将旧著论说，及旧注《温热经纬》重新删繁去芜，折衷中东西各学说，而参以己见，嘱萱等抄录以付石印，为改良医学初步。书成，名曰《中西医学串解》。世之医者，得书而习之，于温热辨症大法，必益了然于心目。家君以近脑膜炎甚多，考中国医学发挥脑症者殊少，欲纂辑一书，以补我国医学之缺。萱虽习闻庭训，以闻家君撰述各书，神劳心瘁，不留余力。自愧学问谫陋，未能分劳，谨缀数语，聊以自警，且以见家严精究医学之苦心云尔。

时中华民国九年岁在庚申暮春之月，男树萱谨志